AF385089

ÉTIOLOGIE ET PATHOGÉNIE

DE

LA FIÈVRE TYPHOÏDE

PAR

M. CHAUFFARD

Membre de l'Académie de médecine, etc.

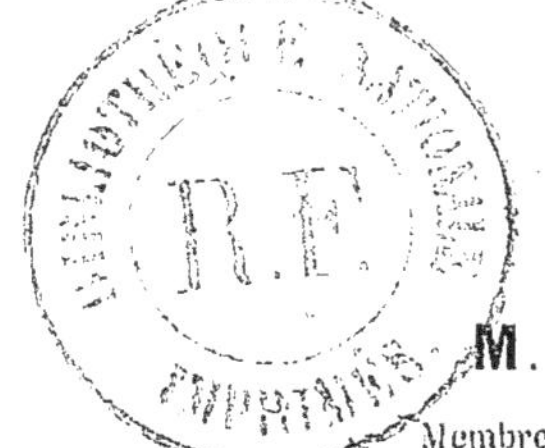

PARIS

G. MASSON, ÉDITEUR

LIBRAIRE DE L'ACADÉMIE DE MÉDECINE

10, RUE HAUTEFEUILLE (INSTALLATION PROVISOIRE)

1877

ÉTIOLOGIE ET PATHOGÉNIE

DE

LA FIÈVRE TYPHOÏDE

PAR

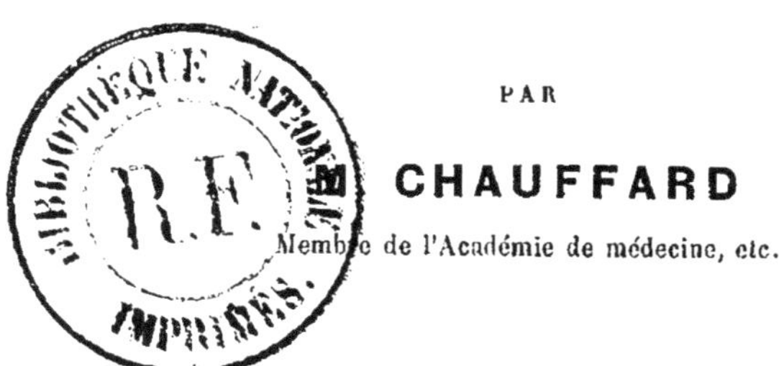

M. CHAUFFARD

Membre de l'Académie de médecine, etc.

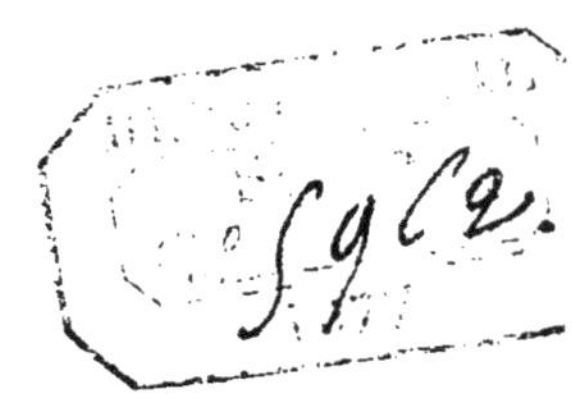

PARIS

G. MASSON, ÉDITEUR

LIBRAIRE DE L'ACADÉMIE DE MÉDECINE

10, RUE HAUTEFEUILLE (INSTALLATION PROVISOIRE)

1877

ÉTIOLOGIE ET PATHOGÉNIE.

LA FIÈVRE TYPHOÏDE

Le problème de l'étiologie de la fièvre typhoïde doit être traité dans son entier devant l'Académie. Je n'en connais pas qui soulève des questions plus complexes, questions de faits et de doctrines, qui embrassent toute l'étiologie des maladies spécifiques. L'étiologie de ces maladies paraît, au premier abord, simple entre toutes ; et c'est cependant la plus enveloppée, la plus ardue et la plus changeante que nous offre l'étude des causes en médecine. De toutes les maladies spécifiques, la fièvre typhoïde est peut-être celle qui a l'apparence et le fond le plus communs, le plus rapprochés des maladies que j'appellerai volontiers naturelles. Le caractère typhique est en quelque sorte un caractère générique, qui se reproduit dans nombre d'espèces morbides; aussi, comme nous espérons le montrer, l'étiologie de cette grande fièvre de notre race et de nos climats participe-t-elle des conditions communes et des conditions spécifiques. Ces conditions sont, entre elles, dans des proportions variables, suivant les cas individuels et suivant les épidémies. N'envisager que les unes ou que les autres, c'est ne voir qu'un aspect des choses et supprimer les autres aspects; c'est tourner en une erreur fondamentale un fait qui pourtant a sa part de vérité. Il faut tout voir, tout mettre à sa place, et puis chercher la vérité synthétique qui contient en elle et vivifie toutes les vérités particulières. Pour moi donc, ce problème étiologique est l'un des plus difficiles et des plus obscurs de la pathologie. Je suis bien loin de le comprendre et de le résoudre par des affirmations exclusives et tranchées, et d'effacer à son sujet toutes les incertitudes qui accompagnent l'étiologie des maladies spécifiques. Je sais quelles redoutables questions je vais rencontrer, quelles contradictions apparentes les faits vont me présenter, et combien je resterai loin de cette simplicité systématique qui entraîne si aisément les esprits, par cela peut-être qu'elle demeure si loin des choses. J'ai donc particulièrement besoin de l'indulgence de l'Académie, et j'ose la lui demander instamment.

La fièvre typhoïde peut se transmettre par contagion, et elle n'atteint qu'une fois dans sa vie un même individu. Ces deux faits solidaires sont l'irrécusable témoignage de sa spécificité. Je les considère comme acquis, malgré les dénégations dont le premier s'est trouvé l'objet de la part de beaucoup de médecins, dénégations dont la raison ressortira dans le cours de cette étude. Je pars donc de ce fait, la spécificité de la fièvre typhoïde. Qu'implique cette spécificité au point de vue étiologique? Ici, les réponses varient : il en est une cependant qui, appuyée sur les études du monde des microzoaires, tend à dominer aujourd'hui les réponses d'origine purement clinique et médicale: c'est cette réponse, portée par la faveur du jour, qui fournit la solution donnée à l'étiologie, comme à la pathogénie de la fièvre typhoïde. Cette réponse est d'ailleurs bien simple, et la voici :

La fièvre typhoïde étant spécifique ne saurait reconnaître que des causes spécifiques. Il est contraire à toute logique qu'une affection spécifique puisse naître de causes banales; s'il paraît souvent en être ainsi, c'est que la cause spécifique, l'agent contagieux se dérobe à l'observation; quoique se dérobant, il n'en existe pas moins; la logique le veut, et elle gouverne les faits. Il vaut mieux croire à un défaut dans l'observation des faits que de croire que ceux-ci peuvent infliger un démenti aux nécessités rationnelles. Sur quoi se fondent ces nécessités ? sur la pathogénie des maladies spécifiques. Cette pathogénie implique l'action causale d'un agent spécifique; cet agent, ferment figuré, pénètre les humeurs et s'y multiplie; c'est cette multiplication ou fermentation qui constitue la maladie spécifique.

Mais avant d'exposer la pathogénie des maladies spécifiques,

considérées comme fermentations morbides, montrons la
réalité du premier fait, montrons que la plupart des patholo-
gistes qui admettent la nature contagieuse de la fièvre typhoïde
professent qu'une cause spécifique, qu'un contage est la cause
unique et effective de la fièvre typhoïde; les autres causes
invoquées jusqu'ici étant simplement prédisposantes, adju-
vantes, occasionnelles, accidentelles. Je ne citerai guère que
les opinions émises par les membres de l'Académie, ou invoquées par eux dans le cours de cette discussion. Où pourrai-je
rencontrer des opinions plus autorisées ?

Voici d'abord celle de l'un de nos plus illustres maîtres, qui
donne à tout ce qu'il dit le poids considérable de son nom,
de ses vastes travaux, de son inébranlable attachement aux
convictions depuis longtemps acquises par lui, et qui forment la
trame glorieuse de sa vie scientifique. M. Bouillaud reproduisait
ici, il y a quelques semaines, les idées qu'il professe depuis
quarante ans : « Par cela même, disait-il dans son discours du
9 janvier, que le semblable ne peut produire que son semblable, tout agent non spécifique ne saurait produire une
maladie spécifique, tout agent non contagieux ne saurait produire une maladie contagieuse. Cela semble une vérité tellement simple et vulgaire qu'on s'étonnera peut-être de ce que
nous la produisions ici. Il est pourtant arrivé quelquefois qu'on
a soutenu l'opinion contraire. Il est même arrivé aussi quelquefois qu'on a professé la spontanéité de certaines maladies
contagieuses. Pour qu'il en fût ainsi, il faudrait nécessairement
une génération spontanée du contagium ou de l'agent contagieux. Or, jusqu'ici, nul observateur, nul expérimentateur ne
nous a révélé le secret de cette espèce de génération spontanée,
sur laquelle nous n'en dirons pas davantage pour le moment. »
Que M. Bouillaud daigne, dès à présent, nous le pardonner;
nous ne serons pas cet expérimentateur, nous n'en appellerons
à aucune génération spontanée; et cependant nous essayerons
de défendre la spontanéité possible des affections spécifiques,
de montrer comment elles peuvent se rattacher à des causes,
sinon banales, du moins ne possédant pas le caractère spécifique ; nous essayerons même de prouver que les affections
spécifiques nées de contage gardent le caractère de spontanéité,
qui est le caractère nécessaire de toute maladie.

M. Bouchardat, qui aime moins les opinions tranchées et absolues, et qui préfère les tempéraments aux rigueurs inexorables et parfois trompeuses d'une logique bornée, M. Bouchardat semble cependant renfermer dans la contagion toute l'étiologie de la fièvre typhoïde. « On peut légitimement conclure, nous disait-il, que la fièvre typhoïde est une maladie contagieuse comme la rougeole, la scarlatine, la variole, et le malade est l'origine certaine de la transmission de la maladie à une personne saine. » M. Bouchardat n'apporte aucune restriction à cette conclusion ; il est donc aussi de ceux qui croient que la fièvre typhoïde, affection contagieuse, ne peut reconnaître d'autre cause que le contage qui est sa marque.

M. Gueneau de Mussy qui s'est montré, dans cette discussion, un si redoutable adversaire, et dont je ne me sépare que très à regret et non sans crainte, M. Gueneau de Mussy penche ouvertement vers cette même opinion. En présentant à l'Académie son remarquable travail sur l'étiologie et la prophylaxie de la fièvre typhoïde, il disait : « La fièvre typhoïde est essentiellement contagieuse. Il est douteux qu'elle puisse se développer en dehors de la contagion. » Cette opinion, M. Gueneau de Mussy l'accuse en termes plus accentués dans son livre; après avoir longuement analysé l'ouvrage du docteur Budd, il ajoute : « J'affirmerai avec lui (le docteur Budd) et avec la plupart des maîtres en pathologie que la fièvre typhoïde est une affection spécifique, et que par conséquent elle ne peut pas être une simple intoxication pythogénique (ce mot veut dire putride). L'obscurité de son origine, dans les grandes villes surtout, où le problème étiologique des maladies contagieuses est le plus souvent insoluble, ne me fera pas affirmer qu'elle ne s'est pas développée par contagion. »

Revenant sur l'objection de fait si souvent formulée contre les contagionnistes absolus, M. Gueneau de Mussy y répond en ces termes : «Dans beaucoup de cas on ne peut pas trouver le point de départ de la contagion dans les maladies les plus contagieuses ; et, si cette obscurité d'origine suffit pour affirmer le développement spontané de la fièvre typhoïde, la logique exige que cette interprétation s'applique à la variole. Je sais bien que certains médecins ne reculent pas devant cette conséquence et admettent que la variole peut naître *de novo.* » Et parmi les médecins qui vont jusqu'à admettre la spontanéité possible de la variole, M. Gueneau de Mussy cite Trousseau et moi. J'avais, en effet, admis cette possibilité dans mon livre sur *la spontanéité et la spécificité dans les maladies;* aujourd'hui, je serais plus réservé, et disposé à reconnaître que certaines maladies spécifiques, celles qui le sont à une haute puissance, les virulentes surtout, ne viennent à l'homme que de contagion. Ce fait, d'ailleurs, ne touche en rien aux doctrines que je défendais dans cet ouvrage, et qui veulent que, même provoquée par un agent spécifique, la maladie spécifique n'en demeure pas moins, au fond, maladie spontanée. Mais n'abordons point ce sujet pour le moment, et disons seulement que si quelques maladies spécifiques semblent toujours suscitées par une cause spécifique, d'autres se déclarent manifestement sous la seule influence de causes communes, plus ou moins spéciales et puissantes. Nous verrons qu'il n'y a pas antagonisme entre ces deux conditions étiologiques.

Je reviens aux opinions formulées par mon éminent collègue ; elles ont une telle importance à mes yeux que je tiens à les montrer dans tout leur jour : « En résumé, dit M. Gueneau de Mussy, on ne peut pas démontrer d'une manière absolument rigoureuse que la fièvre typhoïde, maladie contagieuse et spécifique, ne peut pas avoir d'autre origine que la contagion, mais tout porte à le croire... Toutes les objections qu'on a opposées à cette doctrine, toutes les autres théories, ne résistent pas à la critique... On démontrerait contre les impressions motivées que j'exprime ici que l'agent spécifique de la fièvre typhoïde peut se multiplier en dehors de l'organisme humain malade, que l'on n'aurait pas prouvé par là qu'il naît spontanément *de novo*. Nous nous trouverions par là en présence d'un problème qui toucherait par plus d'un point à celui de la protogénie ou génération spontanée. J'en ai exposé ailleurs l'historique. » Et cet historique, retracé ailleurs par M. Gueneau de Mussy, montre que le terrain de la génération spontanée se dérobe à chaque progrès de la science, si bien qu'aujourd'hui nul pas solide ne peut s'y poser. Ce n'est pas moi qui le contredirai sur ce point, et je renoncerai sans hésitation à toute doctrine de pathogénie qui m'obligerait à reconnaître que des germes vrais, cause ou non de maladie spécifique, peuvent naître par génération spontanée, soit en dehors, soit au dedans de l'organisme.

Tel est donc le sentiment de M. Gueneau de Mussy sur l'étiologie de la fièvre typhoïde : maladie spécifique et contagieuse, elle ne saurait naître que de l'approche d'un contage, émané lui-même d'un organisme atteint de l'affection que ce contage va propager. Je ne puis m'empêcher de faire remarquer, dès à présent, que l'étiologie soutenue par notre savant collègue n'est guère en accord avec les faits qui remplissent son mémoire. Ceux-ci se rapportent, pour la plupart, à des épidémies de fièvre typhoïde développées par des matières fécales en voie de putréfaction accumulées dans des fosses ou dans des égouts où la circulation était lente ou interrompue, répandant dans l'air des exhalaisons fétides, ou se mêlant à l'eau potable. Le plus souvent, je ne rencontre pas dans ces faits l'action d'un agent contagieux, émis par un organisme atteint de fièvre typhoïde, action seule apte, nous dit-on, à transmettre cette fièvre contagieuse. Je n'insiste pas sur ces points pour le moment.

Il me semble rencontrer encore un champion de l'idée de contagion comme cause unique de la fièvre typhoïde dans l'un de nos plus vaillants collègues, toujours armé pour toutes nos discussions, toujours prêt à apporter, dans ces luttes où il se plaît, les ressources d'une dialectique habile. Cette fois, M. Jules Guérin se présente en expérimentateur, convaincu qu'il peut résoudre sur des lapins les problèmes obscurs de l'étiologie de la fièvre typhoïde. Donc, dans une suite *d'expériences sur l'origine et la nature de la fièvre typhoïde*, M. Jules Guérin a inséré sous la peau d'un certain nombre de lapins 4 à 5 grammes de matière fécale liquide, jaunâtre et très-fétide, provenant d'un typhique au vingt-troisième jour de sa maladie ; des 12 lapins ainsi traités, 10 sont morts du premier au quatrième jour ; 1 n'a succombé que plusieurs mois après l'expérience ; 1 a résisté complétement. 12 autres lapins ont été soumis à une injection avec de la matière fécale, du sang d'une hémorrhagie intestinale, de l'urine, du liquide mésentérique, des détritus de ganglions mésentériques, de la raclure d'intestin ulcéré, le tout provenant d'un typhique arrivé au vingtième jour de la maladie et mort au vingt-huitième jour ; tous ces lapins ont succombé. Enfin, pour bien montrer que la matière fécale ordinaire ne recèle pas le principe spécifique qui se trouve dans toutes les provenances humorales du typhique, M. Jules Guérin a introduit sous la peau de 4 lapins de la matière fécale fournie par deux malades, l'un atteint de rougeole, l'autre d'amygdalite, et de la matière fécale fournie par un sujet bien portant; ces lapins, plus heureux que bien traités, se sont complétement rétablis.

Si M. Jules Guérin limite les conclusions tirées de ces faits à ceci, que les matières excrémentitielles et humorales provenant des typhiques, injectées sous la peau des lapins, peuvent les tuer; que les matières fécales d'autres provenances (et ceci aurait besoin de vérification nouvelle) ne les tuent pas, je n'ai rien à dire, et je passe outre. Mais, si M. Jules Guérin prétendait prouver par là que les matières excrémentitielles et humorales du typhique contiennent un principe toxique, un agent spécifique seul propre à déterminer la genèse de la fièvre typhoïde, s'il en conclut aussi que les matières fécales vulgaires, accumulées et stagnant de façon à devenir un foyer infectieux ou à filtrer jusque dans les boissons alimentaires, demeurent incapables de provoquer l'explosion d'épidémies de fièvre typhoïde, je lui dirai que de telles conclusions dépassent de beaucoup les prémisses. Je ne saurais admettre que du lapin on passe aussi aisément à l'homme, et que la mort d'un lapin, sans même qu'à l'autopsie on trouve des lésions manifestes et approchant de celles de la fièvre typhoïde, ne saurait être assimilée au développement de la fièvre typhoïde de l'homme. La fièvre typhoïde est la maladie spécifique la plus commune, la plus propre à notre espèce, émergeant le plus sûrement des grandes agglomérations humaines; comment lui comparer la mort d'un lapin sous la peau duquel on injecte des matières putrides? Je crains que toutes ces expérimentations, qui ne sont pas nouvelles, n'apportent, pas plus aujourd'hui qu'hier, le moindre fait probant dans le sujet en discussion; je les crois surtout fort éloignées de pouvoir nous fournir des clartés comparables à celles que la clinique nous livre; seules, celles-ci permettent de pénétrer au cœur de cette question d'étiologie où la vie humaine est en jeu, non celle du lapin, où l'hygiène sociale doit être interrogée et répondre.

Je n'étais pas disposé à ranger mon très-éloquent collègue et ami, M. le professeur Jaccoud, parmi les partisans de l'unicité de cause et de la nécessité de la contagion dans la fièvre typhoïde. Loin de là ; dans sa belle allocution première, M. Jaccoud me semblait reconnaître au moins deux conditions étiologiques de la fièvre typhoïde. « L'origine fécale de la fièvre typhoïde, disait-il, est au nombre des vérités étiologiques les mieux établies; en fait, cette origine et l'origine par transmission, voilà ce qu'il y a de plus positif, de plus démontré et de plus démontrable dans cette question si importante. Mais, messieurs, prenez-y garde, ajoutait-il, quelque convaincu que je sois de cette vérité, je ne prétends point, par suite, à une généralisation absolue, je ne prétends point tirer des faits des conclusions plus étendues que celles qui y sont intrinsèquement contenues; mais je prétends que, dans les conditions nettement définies de ces faits, la puissance typhogénique des matières fécales est à l'abri de toute contestation. » Ces déclarations de mon savant collègue me paraissaient formelles, et j'étais en droit de croire que M. Jaccoud reconnaissait au moins deux causes déterminantes de la fièvre typhoïde, les émanations de matières fécales et la contagion. Au point de vue doctrinal, l'admission de deux causes distinctes n'était pas sans importance.

Mais le second discours de M. Jaccoud a bouleversé les idées que je m'étais faites à l'endroit de ses opinions. Revenant sur les 106 faits qu'il avait recueillis dans une période de dix années, de 1865 à 1875, M. Jaccoud, après une analyse minutieuse et sévère de ces faits, les divise en trois catégories : une première comprend les faits, au nombre de 36, où la présence de déjections typhiques, entraînant ce qu'il appelle le poison typhoïde, est constatée dans les matières fécales ; une seconde catégorie renferme les cas silencieux ou douteux, il y en a 45, où les renseignements manquent, où l'on pourrait soupçonner parfois, malgré des affirmations contraires, la présence de déjections typhiques, de date plus ou moins ancienne ; enfin, une troisième catégorie réunit les faits où positivement aucune déjection typhique n'a pu se mêler aux matières fécales, et où, par conséquent, celles-ci paraissent l'unique cause du mal ; cette dernière catégorie, constituée avec une rigoureuse mé-

fiance, n'en comprend pas moins 24 cas. Il semble qu'une telle
analyse mette en pleine lumière l'action formelle des émanations fécales, et que cette action soit à elle seule une action
efficace. L'élément constant, dans ces catégories diverses, est,
en effet, la présence des matières fécales ; l'élément inconstant
est celui du poison typhoïde ; c'est donc l'élément constant
qu'on devrait surtout invoquer. Celui-là seul offre, dans ces
106 observations, une action partout présente et certaine,
car, à elle seule, cette action a suffi pour provoquer, dans un
nombre notable de cas, la fièvre typhoïde. L'élément inconstant
ne saurait être considéré comme un élément nécessaire ; son
action typhogénique pourrait être révoquée en doute, et la
causalité typhique être ramenée à l'élément constant, et dont
la suffisance est acquise.

Cette conclusion, à s'en tenir aux faits relatés par M. Jaccoud, semblait de tout point rationnelle ; M. Jaccoud la repousse pourtant. Dans cette classe de faits où il est certain que
les déjections typhoïdes ont fait absolument défaut, il croit
cependant devoir admettre la présence du poison spontanément
engendré au milieu des matières fécales accumulées et stagnantes
ou arrivé par une voie inconnue, celle de l'air probablement. La
première hypothèse soulève la grosse question des générations
spontanées et nous la réserverons pour le moment. Dans la
seconde hypothèse nous demanderons comment les courants
de l'atmosphère peuvent infecter du poison typhoïde les matières fécales contenues dans des fosses ou dans des égouts ; je
ne l'imagine pas et ne m'en enquiers non plus que des autres
difficultés pratiques que soulèvent ces infections imaginaires ;
et si ces courants inconnus de l'air peuvent ainsi pénétrer
jusque dans des fosses ou canaux plus ou moins pleins et
fermés, ne suffisent-ils pas plus aisément à porter directement
le contage aux populations, et qu'a-t-on à invoquer l'action
inutile des émanations fécales ? Je le demande, en outre, à
M. Jaccoud, si la présence du poison typhoïde est nécessaire
dans les matières fécales pour que celles-ci deviennent typho-
géniques, que devient l'origine fécale de la fièvre typhoïde qu'il
nous a exposée avec une si riche érudition et comme étant
à l'abri de toute contestation? Ce n'est plus la matière fécale qui
doit être incriminée, c'est partout et toujours le poison

typhoïde; autrement dit : il n'y a qu'une cause réelle de la fièvre typhoïde, la contagion. C'est parce que cette idée domine au fond des opinions de M. Jaccoud qu'il a été conduit, dans son dernier discours, à sacrifier l'observation des faits, et qu'à celle-ci il a substitué l'hypothèse. Il a cru que la spécificité voulait toujours une cause spécifique, et lorsque cette cause a fait défaut, il l'a tout simplement supposée.

Vous voyez, messieurs, quel entraînement porte aujourd'hui la plupart des médecins vers l'unicité de cause dans les maladies spécifiques. Cet entraînement est plutôt logique qu'inspiré par la pression des faits ; c'est là peut-être ce qui le rend irrésistible ; l'esprit humain aime l'absolu, la logique systématique, celle qui outrepasse les faits, qui plie de vive force les faits qui font obstacle et qui substitue une conception rigide et fixe à la mobilité souple et changeante des choses.

Mais nous n'avons fait qu'exposer la première partie du problème étiologique que soulèvent les maladies spécifiques et la fièvre typhoïde en particulier. A cette première assertion que la fièvre typhoïde, maladie spécifique, ne peut naître que d'un agent spécifique, il faut associer les affirmations données sur le mode d'action de cet agent unique et nécessaire. C'est le complément obligé de la question étiologique ; il nous conduit en face même de la question pathogénique. Étiologie et pathogénie s'entretiennent et se commandent ; suivant la cause, on interprète l'action de la cause ; et l'on constitue ainsi la théorie de la maladie. Or, c'est cette action de la cause spécifique, telle que la veulent les doctrines de certains spécificistes, qu'il me reste à exposer. Ici encore, pour être bien sûr de n'altérer en rien la physionomie vraie des doctrines que j'aurai à combattre, j'en emprunterai l'expression aux auteurs qui les émettent, surtout à ceux que j'ai écoutés ici ou qui m'écoutent.

On peut traduire en peu de mots la doctrine pathogénique qui tend à prévaloir pour les maladies spécifiques, et qui, suivant moi, en altère gravement la notion : les maladies spécifiques sont dues à l'action d'un agent spécifique ; celui-ci est un être parasitaire, un ferment animé, un microzoaire, micrococcus, vibrion ou bactérie, qui entre dans l'organisme, s'y multiplie de lui-même comme sur un sol favorable. Tant que cette multiplication dure, elle provoque des troubles fonctionnels symptomatiques, il y a maladie spécifique ; lorsque cette multiplication cesse, que les microzoaires meurent ou sont expulsés, les troubles symptomatiques cessent, la maladie spécifique guérit. Voilà, dans toute sa simplicité, la pathogénie à la mode. On peut voir déjà qu'elle est empruntée, dans ses traits essentiels, aux admirables travaux qui ont transformé l'histoire naturelle des ferments. Lorsque notre illustre collègue, M. Pasteur, est entré dans cette Académie, il n'y est pas seulement entré avec son œuvre immortelle, avec la science des fermentations qui accomplissent entre le monde organique et le monde physique un travail incessant, et sans lequel l'équilibre qui existe entre ces deux mondes serait aussitôt renversé ; non, M. Pasteur, qu'il le veuille ou non, qu'il le sache ou qu'il l'ignore, est entré ici avec toute une pathologie, pathologie envahissante qui semble avoir conquis déjà la classe entière des maladies spécifiques, la plus vaste de la nosologie, et tend obscurément à gagner les affections internes qui jusqu'ici semblaient se dérober à la spécificité. La pathologie des fermentations a depuis bien longtemps hanté et séduit l'esprit des médecins. Il y a deux à trois siècles, les fermentations passaient déjà pour la cause de presque toutes les maladies aiguës ; Sylvius et Willis en parlaient avec une assurance incomparable, et ils avaient fondé sur elles toute une thérapeutique. Le tout a croulé comme ces édifices fragiles qui n'ont d'autre fondement et d'autre étai que l'hypothèse. Beaucoup de talent, beaucoup d'inductions et de déductions ont été dépensés sur ce champ à mirage des fermentations pathologiques ; l'oubli et le silence n'en ont pas moins enveloppé toutes ces théories accueillies avec un enthousiasme ingénu.

A cela rien d'étonnant, diront les partisans des théories nouvelles ; les fermentations d'alors étaient conçues à un point de vue chimérique ; on avait le mot, on ne connaissait ni ne comprenait la chose. A des idées chimériques sur les fermentations comme cause devaient correspondre des idées chimériques sur les maladies considérées comme résultat de ces mêmes fermentations. Soit ; nous aurons donc à voir si, aujourd'hui que la théorie des ferments animés est assise sur les bases fermes de l'expérimentation, les théories pathologiques entées sur l'action de ces ferments sont devenues moins illusoires, et répondent à ce qui est et demeurera notre critérium suprême, l'observation clinique.

Avant de passer à la critique de ces théories, il convient, ai-je dit, de les exposer fidèlement, en citant les autorités considérables qui les soutiennent dans cette enceinte. En premier lieu, je trouve toujours, comme au premier rang de combat et marchant en avant, notre maître à tous, M. Bouillaud. Il a accueilli avec faveur les fermentations pathogéniques et y a accommodé ses théories de 1826, auxquelles il déclare fièrement rester fidèle. « En considérant attentivement en soi, disait-il dans son dernier discours, le mode de production ou de génération, la cause prochaine des contagions auxquelles on donne le nom de virulente et de miasmatique, il est impossible à notre esprit de n'être pas frappé de leurs ressemblances avec ces opérations naturelles connues sous le nom de fermentations proprement dites, parmi lesquelles la fermentation putride tient une place si importante. Et comme certaines contagions par excellence ont pour cause prochaine ou pour contagient un être organisé parasitaire, ne serait-il pas permis de supposer que d'autres êtres organisés d'une espèce donnée sont aussi les agents des autres contagions ? S'il en était ainsi ce serait un trait de ressemblance de plus entre les agents contagients et les ferments proprement dits, entre autres ceux de la fermentation putride, lesquels, en effet, selon M. Pasteur, sont de véritables êtres organisés? » Affections parasitaires toujours, fermentations probables, telles sont donc les maladies spécifiques ; et fidèle surtout à cette notion de maladie parasitaire, M. Bouillaud, logique jusqu'au bout, range parmi les maladies spécifiques et contagieuses, à côté de la variole, de la scarlatine, de la rougeole, de la fièvre typhoïde, la gale de l'homme, et autres invasions parasitaires, même celles qui rongent les végétaux, l'oïdium, le phylloxera, etc. C'est-à-dire que dans la classe des maladies les plus synergiquement constituées, les mieux achevées, les plus faites, les plus empreintes de finalité, notre éminent collègue fait entrer ce que l'on appelle, par laisser-aller de langage, affections ou maladies parasitaires, lesquelles ne sont en rien affections ni maladies, pas même maladies ébauchées ni maladies accidentelles.

M. Gueneau de Mussy se rallie plus nettement encore aux

mêmes théories parasitaires, aux mêmes notions de germe et de ferment animé, se multipliant sur un sol organique favorable. « Quelle que soit, dit-il au début de son ouvrage, l'opinion qu'on adopte sur la nature et sur les propriétés intimes du germe de la fièvre typhoïde, on ne peut mettre en doute son existence; il s'affirme par ses effets, il présente même le caractère essentiel, fondamental d'un agent vivant; il paraît engendrer, se multiplier dans l'organisme; s'il en est ainsi, il vit. »

L'évolution du germe, dans cette doctrine, c'est l'évolution de la maladie. « Dans la fièvre typhoïde, dit M. Gueneau de Mussy, tout semble indiquer un germe qui évolue, et non pas une simple intoxication... Une fois que le principe morbifique s'est emparé de l'organisme, il y évolue suivant des lois fixes, déterminées, jusqu'à ce que cette évolution soit terminée et, peut-être, que les conditions organiques qui favorisent cette évolution soient épuisées. »

M. Gueneau de Mussy déclare que l'on peut différer sur les voies de communication et de diffusion, sur les conditions d'évolution et de propagation de l'agent spécifique typhogénique. « Bien des tentatives, dit-il, faites dans cette voie ont échoué ; bien des observations annoncées comme des découvertes ont été infirmées par des observations ultérieures ; cependant cette idée d'un virus représenté par une matière organique de forme déterminée est en rapport avec ce que nous savons aujourd'hui de la nature des ferments, et les virus ont avec les ferments des analogies incontestables, déjà entrevues par Rhazès, affirmées par Sydenham, sur lesquelles j'ai toujours insisté dans mon enseignement, et que les travaux modernes tendent à confirmer. »

Discutant les idées du docteur Klein, qui pense que les micrococcus, agent causal de la fièvre typhoïde, pénètrent par l'intestin, M. Gueneau de Mussy se borne à émettre un doute sur cette voie d'entrée : « N'est-il pas bien plus vraisemblable, dit-il, que pénétrant dans le poumon en infiniment bien plus grande quantité qu'il ne peut en arriver directement dans le tube digestif, quand l'air en est le véhicule, c'est au milieu des organes, c'est dans le sang, c'est dans le cercle de la vie que le principe spécifique, quel qu'il soit, s'est multiplié, c'est là qu'il a pu porter immédiatement son action sur tous les organes et produire ces troubles fonctionnels qui ont amené la mort. »

M. le docteur Budd, dont M. Gueneau de Mussy déclare les opinions très-probables, a résumé toute cette étiologie et pathogénie de la fièvre typhoïde dans les trois propositions suivantes :

« 1° La fièvre typhoïde est essentiellement contagieuse et se propage par elle-même ; elle fait partie de la grande famille des fièvres contagieuses dont la variole peut être regardée comme le type.

» 2° Le corps humain qui en est infecté est le sol dans lequel le poison spécifique, qui est la cause de cette fièvre, se développe et se multiplie.

» 3° La reproduction du poison dans le corps infecté et les troubles qu'il entraîne constituent la fièvre. »

J'appelle l'attention sur cette dernière proposition ; elle est une conséquence nécessaire de la pathogénie parasitaire de ces grandes fièvres spécifiques ; j'y reviendrai prochainement pour en définir la vraie signification.

Les maladies spécifiques sont des maladies parasitaires ; telle est l'affirmation qui s'introduit dans la pathologie et qui en change les bases. C'est la croyance que propagent presque tous ceux qui s'adonnent à l'étude des maladies virulentes et spécifiques. Je ne puis trop insister sur ce fait ; c'est une plaie que je veux sonder jusqu'au fond. Ouvrez les savantes *Études sur la tuberculose* de notre collègue M. Villemin, vous y trouverez ces théories nouvelles confessées avec une franchise qui écarte toute ambiguïté.

Après avoir montré que la substance virulente s'est centuplée dans l'organisme, M. Villemin ajoute : « Oui, cela est incontestable. Mais pourquoi conclure que c'est l'organisme lui-même qui a opéré cette multiplication, quand toutes les lois de la physiologie s'y opposent ? Quand quelques trichines, entrées dans l'intestin, se retrouvent par myriades dans les muscles, est-ce l'économie qui a créé les trichines ? Quand les bactéridies foisonnent dans le sang des animaux atteints de charbon, les regardons-nous comme un produit de l'organisme ? Quand l'acarus sillonne toute la surface de notre épiderme, sont-ce nos tissus qui l'engendrent ? Non. Dans tous les cas, notre organisme ne joue d'autre rôle que celui d'un milieu. Les virus, comme les parasites, se multiplient eux-mêmes et par eux-mêmes, nous ne leur fournissons que les moyens de vivre et de se reproduire, jamais nous ne les créons... Le rapprochement que l'on a établi entre les virus et les parasites n'a rien que de très-fondé. Sans doute il restera à l'état d'hypothèse tant que nous ne serons pas parvenus à reculer assez loin le champ de notre vision de manière à constater les parasites virulents, s'ils existent; mais nos opérations intellectuelles sont toutes plus ou moins fondées sur les analogies et les différences que les choses inconnues offrent avec celles qui nous sont connues. »

Substituer le parasitisme à la vieille conception de la maladie une, active et spontanée, le travail systématique du jour est là. Beaucoup de médecins assistent à cette évolution, les uns surpris, les autres inconscients. Quelques physiologistes, je dois le reconnaître, ont su mesurer tout ce que ces nouvelles doctrines médicales, si facilement acceptées et propagées, offrent de conséquences étranges. « Voici qu'aujourd'hui, disait notre éminent collègue, M. Chauveau, dans un travail sur la *Physiologie des maladies virulentes* auquel j'aurai à faire de précieux emprunts, voici qu'aujourd'hui on tend à assimiler à des êtres parasites les virus eux-mêmes, ces agents jusqu'alors si mystérieux qu'on ignorait même sous quel état physique ils existent dans la nature. Entre l'acare, cause de la gale, et l'élément auquel est dû le développement de la blennorrhagie, entre le petit ver nématode qui engendre la trichinose et le principe dont l'action sur l'organisme sain fait naître la fièvre typhoïde, il n'y aurait pas de différences fondamentales. De cette sorte on ne devrait plus faire de distinction dans les maladies contagieuses. Toutes seraient parasitaires. Les agents actifs, causes de maladies virulentes, rentreraient dans la catégorie des proto-organismes, que Pasteur a démontré être la cause essentielle des principales fermentations. Ces maladies, dans leurs diverses manifestations anatomiques et physiologiques, ne seraient que l'expression du développement de ces petits êtres. »

Cette tendance de l'opinion, M. Chauveau la considère comme tout à fait erronée; mais il reconnaît volontiers quelle suite

2

d'impulsions poussaient les médecins sur cette pente et dans cette voie : « Qui n'a été entraîné, ajoutait-il, au moins un moment, dans le courant qui a porté les idées vers cette opinion? Il suffit, pour se rendre compte de cet entraînement, de songer au prodigieux essor de la pathologie animée, dans la période contemporaine, et aux immenses services que l'histoire naturelle a pu rendre à la médecine, en l'éclairant sur la genèse des maladies dont on ne soupçonnait même pas auparavant le véritable caractère. En voyant se multiplier ainsi le nombre des maladies dites parasitaires, en constatant la précision des connaissances introduites par les naturalistes et les physiologistes dans l'étude d'un grand nombre de ces maladies, comme la gale, la teigne faveuse, le tournis des ruminants, la trichinose, la pébrine et tant d'autres, tout aussi importantes, on devait nécessairement se demander si le bénéfice de ces connaissances ne pouvait pas être appliqué aux maladies virulentes. » M. Chauveau plaide ainsi les circonstances atténuantes ; un médecin aura plus de peine à les accorder qu'un physiologiste expérimentateur.

Toutefois, l'observation n'a pas permis de constater un microzoaire ou un ferment figuré pour chaque maladie spécifique, comme il y a un ferment figuré pour chaque espèce de fermentation, un acarus pour la gale, les bactéries pour le charbon. Cette lacune de l'observation, qui se maintient malgré toutes les recherches et tous les efforts, a porté notre éminent collègue M. Bouchardat, partisan lui aussi des fermentations pathogéniques, à admettre pour la fièvre typhoïde un de ces ferments liquides, comme en montrent certains actes physiologiques. « Tant qu'on n'aura pas fait connaître, disait M. Bouchardat, à l'aide d'études microscopiques les caractères d'un ferment organisé vivant, ferment figuré spécial pour la fièvre typhoïde, il conviendra d'admettre que c'est un ferment du second ordre, qui diffère cependant des ferments digestifs (pepsine, diastase, etc.) par un caractère d'une grande valeur. L'action des ferments digestifs s'épuise par leur activité, celle des ferments des maladies spécifiques se perpétue. » Cette différence, si importante qu'elle soit, n'a pas arrêté M. Bouchardat dans l'assimilation de ces ferments. Quand on est sur la pente des hypothèses, on franchit les différences, comme emporté par un élan irrésistible. D'ailleurs la théorie des ferments liquides ou chimiques, loin d'être entièrement abandonnée, revient à l'ordre du jour. Les bactéries et les micrococcus, d'après certains auteurs allemands, seraient dépourvus de toute propriété spécifique, septique ou pyrogène. Cette propriété appartiendrait uniquement au poison putride chimique. Je n'ai pas à faire un choix entre ces deux systèmes d'erreurs; je reconnais, cependant, que la faveur médicale est aujourd'hui toute au parasitisme.

Je n'ai emprunté l'exposé précédent qu'à des médecins consommés, éminents dans leur science, adonnés à l'observation clinique, et qui, par cela même, ne devraient pas être suspects d'illusions, de complaisances pour des théories empruntées à d'autres sciences qu'à celles de la vie et de la maladie. On peut dire d'eux, *a priori*, que s'ils admettent des explications étrangères à l'ordre pathologique, c'est que ces explications s'imposent avec évidence et forcent les convictions. Et le succès populaire semble répondre aux enseignements prodigués à la foule avec une si haute autorité; les prospectus ont recueilli ces théories séduisantes, et chacun vante avec enthousiasme un parasiticide destiné à guérir toutes les fièvres. Quelle vulgarisation facile, en effet, que celle des théories parasitaires! Comme, à leur aide, l'étiologie et la pathogénie des maladies spécifiques deviennent simples, aisées à comprendre! Un agent unique, un ferment figuré, un microzoaire pour chaque maladie, voilà la cause; cet agent animé se multipliant, se reproduisant sur le sol organique, se répandant au dehors ensuite, disparaissant enfin lorsque les conditions du terrain ne lui sont plus favorables, voilà le déterminisme et l'évolution morbides. Comme tout cela semble satisfaisant pour l'esprit, se grave sans efforts dans la pensée, ou mieux dans l'imagination toujours ouverte aux fables! Je le sens aussi bien que personne, et il me serait doux de m'abandonner au courant sans trop regarder en arrière, sans demander dans quel port nous allons aborder. Je n'aurais rien à dire dans cette discussion, et je goûterais sans réserve le plaisir d'écouter ceux de nos collègues qui savent lui donner tant de vie et d'intérêt. Ma situation d'esprit est malheureusement tout autre, et je me vois en face d'un vaste ensemble d'interprétations fausses, d'une suite d'assertions que je considère comme contraires aux faits, à la clinique, aux vérités fondamentales de la science et de l'art. Je vais entreprendre de le montrer, sans me dissimuler que probablement j'y réussirai bien mal, et que je resterai trop loin de ce qu'exigerait un sujet qui mène aux dernières profondeurs de la vie morbide.

II

J'ai exposé, dans une précédente communication, les opinions systématiques soutenues par un grand nombre de médecins sur l'étiologie et la pathogénie de la fièvre typhoïde et des maladies dites spécifiques. Ce sont ces opinions dont j'ai à poursuivre l'examen critique. Le problème est double ; je traiterai aujourd'hui la première partie, la question étiologique, sur laquelle ont exclusivement porté les débats ouverts dans cette enceinte.

Un premier point se présente : la cause des maladies spécifiques est-elle nécessairement une? se résout-elle toujours en un agent spécifique et contagieux? L'étiologie de la fièvre typhoïde répond-elle à cette loi prétendue de l'étiologie des maladies spécifiques? C'est là une question de fait ; l'observation doit prononcer à son sujet. Puis, dans l'étude pathogénique viendra l'examen d'un second point, à savoir s'il est contraire à la logique d'admettre, pour la genèse des maladies spécifiques, d'autres causes que les spécifiques, et si ces dernières causes sont nécessairement parasitaires, se traduisent comme agent animé, microzoaire ou ferment figuré. La logique et l'observation marchent-elles d'accord, ou sont-elles en opposition l'une à l'autre? C'est là une question de doctrine ; elle fournira la conclusion souveraine et dernière du débat.

La question de fait est singulièrement réduite et comme refoulée au second rang par la déclaration préalable que font tous les partisans de la nécessité d'un agent causal spécifique. Alors même, disent-ils, que cet agent se dérobe à toute perception, alors même qu'aucune cause spécifique n'a apparu dans la genèse de l'affection spécifique, néanmoins rien ne prouve que cette cause ou agent spécifique n'existe pas et n'a pas, en réalité, engendré l'affection. On voit tous les jours cet agent échapper à l'observation dans des maladies spécifiques dont la génération spontanée ne saurait être admise, la variole, par exemple. La diffusion, dans l'atmosphère, de ces agents infiniment petits, multiplie indéfiniment les actions de contage, sans que rien d'extérieur et de saisissable les trahisse.

Je ne méconnais pas la valeur de ces considérations; mais elle n'est pas absolue, et les faits peuvent se présenter de telle façon que cette hypothèse de la panspermie spécifique n'offre plus aucune raison d'être. Elle peut être admise pour la variole, quoiqu'il soit rare, à mon sens, que l'on ne puisse remonter à la source particulière du contage subi par un varioleux. Elle peut être admise à la rigueur, pour la fièvre typhoïde dans les grandes villes, où plus ou moins existent toujours quelques cas isolés de la maladie. Et encore, voyez à ce point de vue la différence qui existe entre la variole et la fièvre typhoïde. La variole, lorsqu'elle entre quelque part, développe toujours autour d'elle une propagation épidémique manifeste; dans une salle d'hôpital, elle suscite fatalement un certain nombre de cas qui témoignent de sa puissance contagieuse; rien donc d'étonnant que les germes de la variole, diffusés dans l'air, soient des agents assurés de contagion. La fièvre typhoïde se comporte si différemment, que les plus sévères observateurs qui ont écrit son histoire dans les grandes villes ont nié sa transmission contagieuse. Cette fièvre, en effet, ne soulève pas nécessairement autour d'elle une atmosphère de contagion. Un typhoïque, admis dans une salle d'hôpital, n'y détermine pas des cas intérieurs; son histoire est, à ce point de vue, la contre-partie non-seulement de la variole, mais du typhus qui, symptomatiquement, se rapproche tant de la fièvre typhoïde. Et c'est cette maladie, dont la contagion par approche directe et voisine est si obscure, que l'on voudrait nous donner comme naissant toujours de contages problématiques, diffus dans l'atmosphère libre, y gardant ou y acquérant une nocivité qu'ils ne montrent pas dans les lieux confinés, où sûrement ils existent! Mais, passons; ceci n'est qu'un détail, un procès de tendance. Je dis qu'il est des cas où l'hypothèse de la panspermie spécifique ne saurait être invoquée, et où la génération spontanée de la maladie spécifique se présente comme un fait inéluctable ; je dis génération spontanée de la maladie et non des germes spécifiques ; la maladie, en effet, précède dans ces cas le germe, et nous verrons plus tard ce qu'est la génération des germes spécifiques au sein de l'organisme spécifiquement malade.

La doctrine que j'examine est générale et s'applique à tout l'ordre spécifique. Voyons donc rapidement ce que disent, sur ce sujet, quelques-unes des maladies de cet ordre, avant de passer aux leçons particulières que nous fournira la fièvre typhoïde. L'histoire des unes éclaire l'histoire des autres, et l'ensemble livre un faisceau d'enseignements qui a plus de force qu'un enseignement isolé.

N'y a-t-il pas des maladies certainement spécifiques dont l'éclosion spontanée est cependant manifeste, ou s'accomplit dans des conditions communes et nullement spécifiques ? N'y a-t-il pas de ces maladies que l'on fait naître, pour ainsi dire, expérimentalement et à volonté, et loin de toute provocation spécifique possible ? N'en est-il pas ainsi pour l'infection purulente des blessés et pour la fièvre purulente des accouchées ? Accumulez loin des villes, dans un milieu où l'infection purulente des blessés et celle des accouchées n'aient jamais apparu, accumulez, dis-je, dans ce milieu jusqu'ici indemne, des blessés et des accouchées en grand nombre, et n'êtes-vous pas assuré de voir surgir, à un moment donné, après un certain temps de cette accumulation funeste, l'infection purulente et la fièvre puerpérale ? Les premiers malades atteints, d'où auront-ils reçu l'agent spécifique et contagïeux ? Ne l'ont-ils pas engendré en eux-mêmes et leur affection spécifique n'a-t-elle pas été spontanée ? Qu'on ne vienne pas dire que l'observation de tels cas est rare et peu probante ; je répondrai qu'elle est journalière. En dehors des hôpitaux et en dehors des maternités, l'infection purulente et la fièvre puerpérale sont rares, en province surtout ; il est des petites villes où l'on passe des années sans observer l'une de ces affections, la fièvre purulente des accouchées en particulier, quoiqu'il y ait nombre d'accouchements dans ce temps ; un moment vient, pourtant, où une fièvre puerpérale se déclare, suivie souvent de plusieurs autres ; cette première fièvre puerpérale survient parfois dans des conditions de milieu très-favorables et où nul soupçon de contagion n'est possible ; néanmoins, je le répète, elle vient ; accuserez-vous un germe égaré, venu on ne sait d'où, transmis on ne sait comment ? Soutenir une telle hypothèse dans tous les faits de ce genre, n'est-ce pas plier systématiquement les faits à une opinion préconçue, violenter les enseignements de la nature ?

Dans les hôpitaux eux-mêmes, la fièvre puerpérale se montre parfois dans des conditions qui ne permettent guère de croire à la provocation de germes spécifiques. Je me rappelle un fait que j'ai observé à l'hôpital Necker, et que je crois avoir signalé à la Société médicale des hôpitaux. A la suite de quelques cas de fièvre puerpérale, la petite salle consacrée aux accouchées et la salle attenante, plus particulièrement réservée aux nourrices et nourrissons malades, furent, sur ma demande, évacuées et fermées ; les lits furent enlevés et lessivés à fond ; les deux salles, après une aération prolongée, furent soumises à une désinfection à laquelle présida le pharmacien en chef de l'hôpital. Après deux mois de vide complet, les salles furent rouvertes, et peu à peu de nouvelles malades arrivèrent ; quelques femmes en travail furent reçues dans la petite salle de huit lits destinée aux accouchées. Or, dès les premiers jours de cette réouverture, trois cas de fièvre puerpérale grave se déclarèrent, et puis ce commencement d'épidémie cessa. Ici encore, d'où provenaient les contages, et faut-il toujours, contre de tels faits, déclarer la contagion cause unique de la fièvre puerpérale ?

Si des accouchées nous passons aux enfants, imagine-t-on des nourrissons réunis en nombre, cohabitant dans une grande salle commune, formant une crèche, sans qu'à un moment donné, surtout si la propreté n'est pas parfaite, n'éclate parmi eux l'ophthalmie purulente ? L'apparition première du mal ne saurait, en bien des cas, être attribuée à une importation du dehors ; c'est dans la crèche, au milieu de la population infantile, que l'ophthalmie spécifique a pris naissance ; c'est l'agglomération des nourrissons dans une atmosphère confinée qui est la cause du mal qui les frappe. Sur quelles raisons valables invoquerait-on une panspermie imaginaire pour expliquer une épidémie qui peut rester toute locale et isolée?

Il y a, dans le cadre des fièvres purulentes, des faits encore plus probants que les précédents et dont la spontanéité est saisissante. Je veux parler de la maladie spécifique connue sous le nom de méningite cérébro-spinale épidémique, caractérisée par des suffusions purulentes rapides sur les séreuses méningées et parfois sur d'autres séreuses, plèvre, péricarde, synoviales articulaires, et dont le caractère contagieux est indéniable. Cette affection, que quelques médecins ont proposé d'appeler typhus méningitique, était inconnue en France avant l'année 1840; à l'automne de l'année 1839, elle éclate pour la première fois dans les casernes d'un grand nombre de villes, et sur les points les plus éloignés du territoire, à Strasbourg, à Versailles, à Avignon et dans beaucoup d'autres garnisons; elle s'éteint à la fin de l'hiver de 1840, pour reparaître à l'automne suivant, et finir de nouveau à la fin de l'hiver de 1841. Cette maladie disparaît alors, et l'on n'entend plus parler de ce terrible fléau; elle renaît tout à coup à l'automne de 1846, pour finir de nouveau au printemps de 1847, reparaît encore à l'automne de 1847 pour disparaître enfin au printemps de 1848, et, depuis, le silence de cette maladie épidémique persiste, ou, du moins, il n'y a plus que de rares cas isolés. A chacune de ces réapparitions, la méningite épidémique sévissait simultanément sur les garnisons de plusieurs villes. Je demande d'où pouvaient venir les germes de cette maladie inconnue; comment les premiers militaires frappés en 1840 avaient pu subir l'action d'un contage qui certainement n'existait pas; pourquoi ces germes, s'ils flottaient dans l'atmosphère, n'ont, dans toutes les villes où la maladie a sévi, atteint d'abord que les individus casernés de la population militaire? Comment douter, en face de ces faits, de l'éclosion spontanée de la méningite cérébro-spinale épidémique? Nul n'a prétendu en découvrir la source; devra-t-on, pour les besoins d'un système, repousser une spontanéité que tous les observateurs ont proclamée? Est-ce là faire de la science et de l'observation?

Les affections diphthéritiques sont contagieuses. Or, n'est-il pas des cas où la source du contage non-seulement est inconnue, mais même ne peut être supposée, et où l'on se trouve en regard d'une spontanéité évidente? Ce n'est pas l'importation qui est ordinairement signalée comme provoquant le croup sporadique ou le croup épidémique dans telle ou telle localité où le croup était inconnu jusqu'alors. Un, deux ou trois cas de croup se déclarent dans une petite ville à de longs intervalles, et sur des enfants qui n'ont eu aucune communication avec des diphthéritiques; j'ai vu à Avignon, en 1848, ville où les affections croupales étaient alors particulièrement rares, un jeune enfant, demeurant dans un quartier bas et humide, pris de croup, et, ni dans son voisinage, ni au loin, aucun cas de croup ne s'était montré depuis longtemps; soutiendra-t-on que, dans tous les cas, l'atmosphère a apporté les germes du mal? Réponse commode, et que l'on peut donner à tout propos. A toute interrogation embarrassante il n'y aurait qu'à jeter un seul mot : l'atmosphère, et tout serait dit. La boîte de Pandore aurait versé dans les airs les maux sans nombre qu'elle contenait; ils flottent désormais diffus et suspendus sur nos têtes. A chaque aspiration nous en respirons un nombre indéfini; c'est à se demander comment nous ne passons pas incessamment d'une maladie spécifique à l'autre, comment nous trouvons quelques répits de vie saine sous ces nuées empestées.

Je pourrais multiplier ces exemples, invoquer tour à tour l'érysipèle, les affections catarrhales épidémiques, la dysentérie, surtout celle des pays chauds, qui me fournirait un type irrécusable de maladie spécifique, née sous l'action de causes communes ou étrangères à toute émission contagieuse; mais à quoi bon? on me répondrait toujours; l'atmosphère! et la demande comme la réponse pourraient à la fin paraître inutiles.

Je pourrais aussi appeler en témoignage la pathologie vétérinaire, quoique je la connaisse mal. N'enseigne-t-elle pas qu'on fait naître, dans une écurie, la morve à volonté, par l'encombrement, le surmenage, l'alimentation mauvaise ou insuffisante? N'est-ce pas là le type de la création d'une maladie spécifique sous l'action de causes, sinon communes, du moins non spécifiques et étrangères à tout contage? Un autre fait emprunté à cette pathologie me frappe beaucoup. Jenner pensait que le virus vaccin, rencontré sur les trayons de la vache, y avait été en quelque sorte inoculé par la main qui trayait l'animal; cette main l'avait emprunté au cheval qu'il signalait comme l'origine vraie de la vaccine. Ce n'était pas le cow-pox, c'était le horse-pox qui devenait le vaccin naturel et primitif. Mais le horse-pox, d'où provenait-il? Sur ce point, depuis Jenner, l'observation la plus attentive reste muette. La contagion d'animal à animal ne peut être le plus souvent invoquée comme cause première de la vaccine naturelle fournie par le cheval. Dès lors, qu'elle est la cause du mal? Veut-on mesurer combien la science est loin de livrer à cette question une réponse satisfaisante? Écoutez cette déclaration de notre collègue M. Chauveau : « Ce que l'on sait de certain sur la maladie (il s'agit du horse-pox) se rapporte à ses caractères descriptifs. La vaccine ne diffère pas, sous ce rapport, de la plupart des autres maladies naturelles. Mais l'obscurité qui voile généralement les questions d'étiologie s'étend, sinon plus épaisse, au moins plus irritante encore, sur les conditions qui président à la naissance de la maladie qui nous occupe. » Plus loin, M. Chauveau accuse le même fait en ces termes : « Sous quelles influences étiologiques naît cette vaccine naturelle du cheval? Je disais plus haut que cette question est encore entourée d'une désolante obscurité, dont l'épaisseur semble défier les investigations de la méthode expérimentale.»

M. Chauveau repousse cependant de cette étiologie de la vaccine naturelle l'action banale des agents hygiéniques généraux; il veut des causes spéciales bien déterminées. Avec ou sans ces causes spéciales, il n'en reste pas moins en face de la spontanéité de la vaccine naturelle du cheval. La cause spécifique vraie, le contage, faisant défaut, comment éloigner le fait patent d'une naissance spontanée? Obscurité irritante, désolante, répétera M. Chauveau. Oui, cette spontanéité demeure obscure dans sa provocation; mais si la provocation se cache, la naissance à l'abri du contage n'en subsiste pas moins en pleine lumière. A moins pourtant que M. Chauveau, s'inspirant un jour de ses collègues de la pathologie humaine, ne leur emprunte leur réponse bonne à tout, et n'accuse à son tour cette malfaisante atmosphère, ce *pabulum vitæ* transformé en *pabulum specificitatis*, auquel cas nous n'aurions plus rien à dire.

Après ce coup d'œil d'ensemble jeté sur la grande classe des maladies spécifiques, il convient de revenir sur la maladie

spécifique qui est particulièrement en question, la fièvre typhoïde. Je suis bien loin de contester la transmission contagieuse de cette affection; je la connais, et j'y crois depuis longtemps. J'ai fait partie de la commission permanente des épidémies
instituée dans cette Académie et, parmi les très-intéressants
documents que cette Commission reçoit, j'ai noté plusieurs
mémoires relatant des exemples de fièvre typhoïde développée dans de petites localités, par importation. Ces faits sont
aujourd'hui tellement nombreux qu'ils ont imposé à l'opinion
la contagion de la fièvre typhoïde, malgré ses caractères peu
apparents dans les grandes villes.

Mais n'y a-t-il que cette genèse de la fièvre typhoïde ? N'ob-
serve-t-on pas des cas de développement de cette maladie, où
la cause manifeste est tout autre que la contagion ? Je n'é-
prouve à ce sujet que l'embarras du choix, et les faits démonstratifs ne me semblent pas manquer. Je pourrai d'abord les
emprunter à l'un des partisans déterminés de la contagion,
comme cause unique de la maladie, à M. Gueneau de Mussy
lui-même. J'ai déjà fait remarquer que, dans son mémoire,
notre collègue cite un nombre considérable de faits où la cause
est absolument distincte d'une contagion quelconque, où il
s'agit d'émanations ou d'infiltrations putrides dans les eaux
potables, émanations ou infiltrations qui n'entraîneraient aucun
germe contagieux. Les 31 premières observations citées par
M. Gueneau de Mussy se rapportent, pour la plupart, à des
cas de ce genre, et elles forment, dans leur ensemble, un faisceau de faits bien propres à convaincre que les foyers de putridité commune suffisent à provoquer le développement de la
fièvre typhoïde. Pour édifier l'Académie à ce sujet, je relaterai
la 30e observation citée par notre collègue; la voici dans ses
traits essentiels :

« A quelques lieues de Genève, M. le docteur Gauthier a
observé en 1874 une petite épidémie de fièvre typhoïde qui
frappa neuf personnes dans une localité où, depuis plus d'une
année on n'en avait observé aucun cas. Ces neuf personnes
avaient, dans une partie de campagne, bu toutes de l'eau d'une
source réputée insalubre, et qui ne servait pas habituellement
de boisson. Cinq personnes qui avaient accompagné ces neuf
malades et avaient partagé leur repas, ne burent point de cette

eau et furent épargnées. Avec une rare sagacité M. le docteur Gauthier est arrivé à déterminer le foyer infectieux et à le placer dans cette source qui recevait, outre les filtrations d'un étang voisin, le liquide des étables et des porcheries. Des pluies torrentielles tombées les jours précédents avaient dû charrier dans cette source les immondices du voisinage en plus grande abondance que de coutume. » Que voyons-nous dans ce fait? Une source polluée par les matières putrides provenant des étables et des porcheries ; rien qui trahisse la présence et l'action d'un agent contagieux. M. Gueneau de Mussy semble comprendre la portée de cette absence du contage, car il ajoute : « Maintenant cette eau impure ne renfermait-elle que des matières putrides ! Ne pouvait-elle pas contenir accidentellement un poison plus spécifique? Les recherches de M. Gauthier n'ont pas pu en découvrir la trace, mais elles n'en ont pas, comme il semble le croire, démontré l'absence. C'est une question sur laquelle nous aurons à revenir bientôt. » J'ai espéré, en raison de cette dernière ligne, que M. Gueneau de Mussy reviendrait sur cette observation, et montrerait comment ce poison spéficique avait pu contaminer la source infectante et échapper à la rare sagacité qu'il reconnaît à M. Gauthier; mais je n'ai plus rien trouvé sur ce sujet.

Je me demande donc comment notre collègue pourrait expliquer d'une façon quelconque l'infection de la source en question par le contage typhique. Il y avait, fait remarquer M. Gauthier, plus d'un an que dans cette localité on n'avait observé aucun cas de fièvre typhoïde. D'où serait provenu ce contage? L'atmosphère et son intervention commode me semblent ici hors de cause ; il faut un contage apporté par une voie visible, par une action saisissable. Et remarquez quelle abondance de contage est nécessaire pour qu'une source, coulant nuit et jour, renferme en elle de quoi infecter sûrement tous ceux qui boivent un ou deux verres de l'eau qu'elle répand ? Que de déjections intestinales de malades affectés de fièvre typhoïde devraient être préalablement accumulées pour fournir à un pareil débit, à un inépuisable écoulement ! Et il y avait plus d'un an qu'aucun typhoïque n'avait paru dans ces parages ! Et M. Gueneau de Mussy trouve que le docteur Gauthier n'a pas suffisamment démontré dans cette source, l'absence de germes spécifiques !

Notre collègue devient bien exigeant lorsque les choses ne coulent pas dans le sens qu'il veut. Que pouvait faire de plus M. Gauthier? Quelles preuves plus péremptoires pouvait-il apporter? Je serais vraiment aise de le savoir.

Si je ne me fais illusion, M. Gueneau de Mussy fournit donc lui-même la preuve expérimentale que la fièvre typhoïde peut se développer en dehors de toute provocation contagieuse; il montre, en particulier, l'action puissante des émanations putrides, quelle que soit la voie par laquelle ces émanations pénètrent dans l'organisme. Que serait-ce si, aux faits rapportés par M. Gueneau de Mussy, j'ajoutais les 24 faits d'épidémie de fièvre typhoïde rappelés par M. Jaccoud, et dans lesquels l'absence de la cause spécifique est positive, rigoureusement établie? N'y a-t-il pas là un ensemble de preuves propres à démontrer le caractère systématique et étroit d'une étiologie réduite à la seule contagion?

M. Gueneau de Mussy est trop clairvoyant pour ne pas en juger ainsi, et on devine maintes fois, dans son livre, l'embarras que tout cela lui cause. Doctrinalement, il est pour l'unicité de cause et d'agent spécifique; mais les faits viennent répondre par une contradiction de la doctrine qu'il préfère; que faut-il sacrifier? La doctrine ou les faits? Il voudrait bien répondre ni l'une ni les autres, et il cherche une conciliation entre les deux. Or, voici celle qu'il propose; il l'emprunte à Pierre Franck : « En présence, dit M. Gueneau de Mussy, de témoignages si nombreux et si démonstratifs, je ne crois pas qu'on puisse contester cette proposition (il s'agit du développement d'épidémies typhoïdes sous l'influence d'émanations putrides); mais, ce point établi, l'étiologie de la maladie soulève bien d'autres questions déjà posées par P. Franck; est-ce la matière putréfiée qui constitue le germe morbide, ou, comme le pense cet illustre pathologiste, cette matière putréfiée n'est-elle que le terrain, l'enveloppe? La fièvre typhoïde n'est-elle qu'une fièvre pythogénique engendrée par la putridité, comme le croit le docteur Murchison, ou le poison typhoïdique, production spécifique, définie, uniforme, constante dans sa nature comme elle l'est dans ses effets, ne trouve-t-elle dans les excréments putréfiés qu'un milieu favorable à son action? » Cette vague image d'une enveloppe de l'agent spécifique ne saurait faire illusion. Pour que le poison typhoïdique, production spécifique, définie, uniforme, constante, trouve dans les émanations putrides un milieu, un terrain, une enveloppe, il faut que ce poison existe au préalable. Si son existence est constatée, enveloppée ou non, son action sera comprise et admise ; mais, si son absence est formelle, que devient son enveloppement ? Comment aurait-il été enveloppé dans les eaux de cette source infectante dont le docteur Gauthier a relaté les effets si rapides et si manifestes ? A bien dire, l'hypothèse de P. Franck n'explique rien ; avec ou sans elle, le problème étiologique reste identique. Y a-t-il ou n'y a-t-il pas contage et action contagieuse possible dans tous les cas de fièvre typhoïde ? La question est toujours là.

Si l'hypothèse de P. Franck est un leurre, peut-on accueillir celle par laquelle M. Jaccoud pense pouvoir expliquer la puissance nocive des matières fécales accumulées en stagnation ? D'après notre collègue, ces matières subiraient à un moment donné une action intime toute spéciale, d'où résulterait le poison typhoïde. Cette hypothèse a un côté séduisant ; mais en l'analysant, elle conduit à de graves difficultés. C'est déjà une idée médicalement bien étrange que d'attribuer à des matières fécales accumulées le pouvoir d'engendrer le même agent que l'organisme vivant atteint de fièvre typhoïde engendre en lui-même, émet par tous ses pores, par toute sa surface vivante, par toutes ses sécrétions et déjections. Combien d'autres objections surgissent en outre ! Si M. Jaccoud admet la génération d'un simple poison spécial, la fièvre typhoïde devient un empoisonnement vulgaire ; et quel est le médecin qui acceptera cette assimilation ? Ce poison agit-il à la manière des poisons vrais ? Non, sans doute ; il agit manifestement à la façon des virus et des miasmes spécifiques. Or, si au sein de ces matières fécales en travail, notre collègue prétend faire naître, non plus un poison, mais un agent spécifique vrai, un ferment figuré, un élément organisé vivant, il tranche dès lors par l'affirmation la question des générations spontanées. M. Jaccoud n'y prétend pas, sans doute ; il est trop homme de science pour toucher à de telles questions par de vagues et trompeuses incidences. De partout donc surgissent d'insurmontables difficultés pour tous ceux qui se refusent à accepter l'acion causale des émanations putrides, dégagée de toute action spécifique vraie.

Maintenant, est-ce à dire que toutes les fois que des émanations putrides offenseront les populations, elles provoqueront l'explosion d'une épidémie de fièvre typhoïde? Non, pas plus que l'action de la contagion, celle des émanations putrides n'est certaine, ni constante. La certitude et la constance sont inconnues en étiologie. Souvent les faits sont venus démentir les craintes que faisait concevoir l'existence d'insupportables foyers d'infection. L'expérience la plus concluante à ce sujet est peut-être celle que rappelle M. Gueneau de Mussy, et qui a été faite à Londres en 1858 et 1859, pendant la saison des chaleurs. Ces chaleurs avaient desséché les rives de la Tamise, transformées en un immense cloaque où fermentaient, à ciel ouvert, sous un soleil brûlant, au milieu de la grande ville, les vidanges de trois millions d'hommes. Des exhalaisons fétides se dégageaient sans fin de cette horrible boue. « Jamais, dit le docteur Budd, pareille puanteur n'avait encore souillé l'air des humains. » Chacun croyait imminente une épidémie grave de fièvres infectieuses ; et cependant il y eut, en cette année et durant ces chaleurs, beaucoup moins de fièvres continues, de diarrhées et de dyssenteries, que pendant la période correspondante des années précédentes. Dans cet amas de vidanges de toute la ville, avaient dû se trouver des déjections de malades atteints de fièvre typhoïde ; le docteur Murchison le fait remarquer, et M. Gueneau de Mussy en convient : « Mais, ajoute notre collègue, leur contact (celui des déjections typhiques) avec l'eau de mer, la violence et la rapidité de la fermentation sous cette température torride, avaient pu détruire les germes infectieux, tandis que ces mêmes conditions n'avaient pas empêché la putréfaction dont l'activité était attestée par l'horrible odeur qui s'exhalait de ce dépôt. » Je remarque qu'ici M. Gueneau de Mussy sacrifie bien aisément la théorie de Franck, celle de l'enveloppement des germes spécifiques. La putridité n'est plus un milieu, un terrain favorable pour les germes contagieux, mais un milieu destructeur, un terrain hostile. Combien le point de vue change suivant la manière dont on veut voir les choses, combien les opinions se modifient au gré de la cause qu'on veut soutenir à tout prix!

Il n'était pas besoin, d'ailleurs, d'en appeler à l'exemple fameux des puanteurs de la Tamise pour savoir que les émanations putrides peuvent être inoffensives. Que de localités infectes sont épargnées par la fièvre typhoïde ! Qu'on entre dans la cour d'un trop grand nombre de fermes dans les villages de France : au centre, une grande mare où sont jetées les déjections solides ou liquides, les fumiers, les eaux ménagères, les débris végétaux et animaux ! Tout cela fermente, emplit l'air d'émanations putrides, et le jour où cette masse putréfiée, demi-liquide, demi-solide, est remuée jusqu'au fond, le séjour de l'habitation ne semble pas tenable. Et cependant, ces fermes sont habitées par des familles nombreuses, souvent vigoureuses, et la fièvre typhoïde peut ne pas les visiter, durant une longue suite d'années. C'est que les conditions les plus nuisibles et les plus directes ne produisent pas fatalement leurs effets : la contagion elle-même peut ne pas s'effectuer dans les circonstances qui lui semblent toutes propices ; il faut une réceptivité de l'organisme, ou pour employer, après M. Pidoux, une expression plus juste parce qu'elle traduit mieux l'activité causale de l'organisme, il faut que celui-ci consente à l'affection, pour que l'affection se produise. C'est là un fait capital que je me borne à signaler pour le moment. Nous aurons à le scruter plus à fond lorsque nous soulèverons non plus seulement le problème étiologique, mais celui qui le suit et le complète, le problème pathogénique.

Les émanations putrides et la contagion, voilà deux causes avérées, suivant nous, de la fièvre typhoïde ; nous allons voir bientôt que ce ne sont pas les seules. Or, que faut-il penser, à leur occasion, des accusations dirigées contre le système d'égouts de la ville de Paris ? Ces égouts sont-ils établis de façon à constituer des foyers d'infection putride ; peuvent-ils contribuer activement à la contagion en servant de refuge, de moyen de concentration pour les déjections provenant des typhoïques, lesquelles, circulant d'égout en égout, laisseraient dégager, par les bouches d'égout, des émanations spécifiques qui iraient atteindre le passant de nos rues, l'habitant de nos maisons ? Je crois ces accusations mal fondées, la dernière surtout ; elles me paraissent inspirées par des idées préconçues, plutôt que par l'observation et l'analyse attentive des conditions réalisées dans notre système de canaux souterrains.

Pour commencer par les émanations putrides, il me semble prouvé que le séjour des déjections entraînées dans les égouts n'est jamais assez prolongé pour y développer la fermentation putride. Ces déjections sont incessamment mêlées aux eaux amenées par la ville, et déversées dans les égouts ; ces eaux déterminent un écoulement régulier et constant, et poussent, avec elles, les déjections jusque dans le grand collecteur, d'où elles arrivent à la Seine ou sur la plaine de Gennevilliers. Ainsi s'explique l'absence de fétidité dans l'intérieur même de nos égouts. Ce n'est guère que dans les chaleurs extrêmes de l'été, lorsque les pluies manquent, lorsque l'eau est moins abondante dans les égouts, que les odeurs exhalées par les bouches deviennent, sinon fétides, du moins désagréables et offensantes. Faut-il voir dans ces odeurs estivales la cause déterminante de nos fièvres typhoïdes, et en particulier de la dernière épidémie? Non-seulement rien ne le prouve, mais tout semble prouver le contraire. Que l'on jette les yeux sur l'évolution de cette épidémie, que l'on recherche le moment où elle a acquis son point culminant, et que l'on rapproche ce moment de celui où les exhalaisons d'égout montrent toute leur intensité odorante : on verra d'étranges écarts dans cette comparaison de deux moments qui devraient concorder. Les chaleurs de l'été de 1876 ont été très-élevées dans le mois de juillet; elles ont persisté jusqu'au 18 août; à partir de ce moment, des pluies d'une abondance et d'une continuité extrêmes, accompagnées d'un refroidissement extraordinaire de l'atmosphère, se sont montrées et ont duré tout le mois de septembre; puis le dernier trimestre de l'année a été pluvieux et d'une grande douceur de température. Or, en juillet, temps des chaleurs excessives, le nombre des fièvres typhoïdes entrées dans les hôpitaux s'élève à 77 (j'emprunte ce chiffre et ceux qui suivront aux excellents rapports de M. le docteur Ernest Besnier); en août, ascension brusque du nombre des entrées qui monte à 213 : c'est l'exacerbation saisonnière habituelle de la fièvre typhoïde. On peut, à la rigueur, accuser, pendant les 18 premiers jours du mois, la tenue des égouts, où l'eau devait être plus rare, le courant moins rapide et moins soutenu, et d'où pouvaient se dégager des exhalaisons mauvaises. Mais en septembre, où les pluies incessantes ont dû faire de chaque égout un ruisseau plein d'eau, le nombre des fièvres typhoïdes admises dans les hôpitaux s'élève à 424 ; il se maintient à 416 en octobre ; il double brusquement en novembre 'et en décembre, s'élevant à 808 pour le premier mois, à 802 pour le second. Peut-on raisonnablement accuser les émanations putrides des égouts d'avoir occasionné cette ascension en deux périodes de l'épidémie que nous venons de subir ? Cette double ascension s'opère précisément au moment où ces émanations perdent le caractère putride qu'elles ont pu accidentellement contracter.

Mais, nous dit M. Gueneau de Mussy, les égouts alors servent de conducteur aux déjections liquides provenant des malades atteints de fièvre typhoïde. Suivant l'expression du docteur Budd citée par notre collègue, l'égout devient comme un prolongement du tube intestinal, où circulent les matières diarrhéiques qui contiennent l'agent actif de la contagion. Il peut n'y avoir aucune odeur putride, et la contagion sortir toute armée de chaque bouche d'égout, pour contaminer toute une population. J'avoue qu'ici encore je conserve les plus grands doutes. Je ne veux pas discuter si le contage est spécialement enfermé dans les déjections du typhoïque, ou s'il ne s'exhale pas sous forme de miasme, de toute la surface du corps et surtout par les voies respiratoires ; je m'en tiens au rôle des égouts et je le crois de bien peu d'importance. Les pluies torrentielles du mois de septembre 1876, et suffisamment abondantes et répétées des mois d'octobre, novembre et décembre étaient bien propres à laver l'atmosphère d'abord, et à entraîner les miasmes qui auraient pu l'infecter ; elles étaient propres surtout à laver les égouts, et à y maintenir, avec les eaux de la ville qui s'y déversent, un courant qui entraînait loin de Paris toutes les déjections morbides ou autres, versées dans les égouts. Il faut un état de stagnation du courant d'eau, pour que les exhalaisons s'en dégagent. Partout où l'on a pu accuser avec raison les égouts de provoquer une épidémie, il s'agissait d'égouts mal tenus, détériorés, où les matières s'étaient accumulées et engorgeaient les conduits. S'il y a une circulation continue, tout est entraîné, balayé, et la ville habitée est protégée. Voilà la réalité des faits ; et je suis encore plus porté à l'accepter quand je compare cette source problématique de contagion par un égout bien tenu, avec les sources bien autrement activés de contagion que l'on observe dans une salle d'hôpital, ou dans une chambre où couchent des typhoïdes. Là, la literie constamment souillée par des déjections liquides, les matelas, les rideaux, tout l'appareil qui entoure un malade, pénétrés de miasmes, l'atmosphère surchargée d'émanations spécifiques; et, cependant, combien est rare la contagion dans nos salles d'hôpital; et quoique plus fréquemment observée dans la pratique civile, combien encore la contagion s'y montre fait exceptionnel ! Néanmoins tout devrait la favoriser dans ces cas. Tout conduit, au contraire, à en suspecter la réalité, si on prétend la localiser dans les égouts. Ceux-ci assainissent, nul ne le conteste; rien, absolument rien ne prouve qu'ils deviennent occasion épidémique, moyen de diffusion des maladies contagieuses.

Est-ce à dire qu'il ne faille pas parer, autant que possible, aux inconvénients que peut présenter l'établissement actuel de nos égouts ? Loin de là. Qu'on établisse des soupapes mobiles destinées à empêcher la communication des égouts avec l'atmosphère des rues et celle des cours intérieures des maisons, rien de mieux; surtout qu'on augmente le volume des eaux qui circulent dans l'égout; on a beaucoup fait dans ce sens; il y a encore beaucoup à faire. Il faudrait doubler, dans Paris, la quantité des eaux distribuées dans nos maisons et dans nos rues; voilà la mesure d'assainissement la plus assurée dans ses effets, la plus bienfaisante. Une ville bien arrosée, dont les eaux d'arrosement s'écoulent bien et vont au loin, voilà l'idéal.

Nous disons plus haut que les émanations putrides et la contagion ne sont pas les seules causes occasionnelles et déterminantes de la fièvre typhoïde. A côté de ces causes, et les égalant au moins par la nocivité, je rangerai l'encombrement, les cohabitations nombreuses dans un même local, l'air confiné et altéré par les exhalations pulmonaires. L'encombrement, l'air chargé de matières organiques entraînées par l'expiration, et qu'une aération suffisante ne renouvelle pas, qui devient un air stagnant et fermentescible en quelque sorte, constituent peu à peu des foyers d'infection, qui, pour être moins grossiers, moins apparents que les foyers putrides dus à une accumulation de matières fécales, n'en recèlent pas moins de graves dangers. C'est là une source toute humaine d'infection et de putridité, et dont l'action est peut-être plus intimement appropriée, plus directement hostile à notre organisme. Si à ces conditions d'encombrement s'associent les fatigues extrêmes et continues, le surmenage, une alimentation mauvaise et insuffisante, tout est prêt pour l'explosion de la fièvre typhoïde. La plus légère cause extérieure, les influences saisonnières, de simples troubles atmosphériques suffiront à faire éclater la maladie, toute préparée et imminente, toute acquise en puissance. On dit que l'encombrement, le surmenage, l'alimentation mauvaise et insuffisante provoquent sûrement, dans une écurie, le développement de la morve ; quand il s'agit de l'homme jeune, ces mêmes causes suscitent la fièvre typhoïde. Que d'épidémies de caserne ne peuvent recevoir d'autres explications !

Prétendrons-nous, avec ces dernières causes jointes aux précédentes, expliquer le développement de toutes les fièvres typhoïdes sporadiques ou épidémiques ; fournirons-nous en particulier quelques éclaircissements valables relativement à l'épidémie de fièvres typhoïdes dont nous sortons à peine ? Nous sommes loin d'avoir une telle confiance. Les épidémies étendues et persistantes reconnaissent certainement des causes qui nous échappent et dont nous ne soupçonnons même pas la nature, l'action longtemps préparée, lentement progressive, tout à coup prédominante et tristement efficace. Il y a, dans la réceptivité des populations et des individus, des conditions tellement variables et changeantes, que, suivant qu'elle est telle ou telle, des causes légères, presque insignifiantes, peuvent suffire à provoquer une épidémie, comme des causes puissantes en apparence et graves peuvent demeurer impuissantes en réalité. C'est un fait encore tout entouré d'ombre et de mystère que cette réceptivité ; mais, quel médecin peut en récuser l'existence et les effets ? Ne venons-nous pas, il y a quelques années, d'en observer la plus étonnante manifestation ? Qui ne se rappelle la longue épidémie de variole qui a régné sur la population parisienne pendant les années 1868, 1869, et surtout 1870 et 1871 ? Or, après un tel règne de la variole, après une production et une diffusion de germes varioliques telles que chaque maison, à bien dire, devait être un foyer largement approvisionné, le nombre des varioles a tellement diminué, la gravité, qui avait été au plus haut point, a tellement baissé,

qu'en 1873 la ville de Paris n'a compté que 17 décès varioliques,
dont 1 seul pour les hôpitaux ! Quelle chute extraordinaire,
non pas seulement si l'on se rapporte aux années précédentes
marquées par une épidémie grave, mais sur la moyenne des
décès varioliques, calculée depuis l'année 1810, et qui, pour
ces années où Paris comptait une population si réduite en
comparaison de la population actuelle, n'offre pas une moyenne
annuelle moindre de 400 décès ! Croira-t-on pouvoir expliquer
cette réduction prodigieuse des décès varioliques en disant que
la variole avait atteint tous ceux qui, dans la population,
étaient prédisposés à la recevoir, ou que la revaccination pra-
tiquée avec activité avait mis à l'abri la plus grande partie de
cette population ? Ces raisons me paraissent bien insuffisantes.
La revaccination n'avait été réclamée que par une infime mi-
norité, et la maladie n'avait touché, malgré la sévérité de l'épidémie, qu'un nombre encore plus restreint de la population
parisienne. Et puis, qui ne sait combien cette population est
mobile, quel flot d'arrivants et de partants en modifie incessamment la composition ? Où donc trouver la raison de la dis-
parition presque absolue d'une maladie acclimatée, qui sévit
en dehors des conditions de saison, et qui est si féconde en
germes spécifiques ? Où trouver cette raison, sinon dans la réceptivité morbide essentiellement variable du milieu vivant ?
S'il y a disposition de ce milieu à ressentir telle ou telle imprégnation morbifique, telle ou telle maladie régnera, parfois
sous les moindres influences. S'il y a résistance, si l'émotion
pathologique du milieu vivant se tait et ne répond pas aux sol-
licitations hostiles, tout soulèvement morbide devient impossible ; la contagion elle-même semble perdre son pouvoir ; l'organisme ne la ressent pas et s'y dérobe.

Ces variations de la réceptivité pathologique semblent in-
compréhensibles. Il serait satisfaisant, sans doute, d'en pénétrer les conditions et de pouvoir toujours se rendre un compte
exact des causes qui suscitent ou entravent le développement
des maladies épidémiques. Mais je déclare que, pour me donner
des airs de pénétration et de satisfaction, je ne puis me ré-
signer à invoquer systématiquement une cause exclusive et à
effacer ou oublier toutes les autres causes. Je ne puis consentir
non plus à ne pas avouer franchement mon ignorance, lorsque

toutes les causes connues et appréciables ne livrent pas une raison suffisante des faits. Le médecin vit perpétuellement entre la science et l'ignorance, la première très-limitée, la seconde trop étendue et comme sans bornes, surtout en fait d'étiologie. Il en est particulièrement ainsi lorsqu'il s'agit de la fièvre typhoïde, que j'appellerai volontiers la fièvre naturelle des races indo-germaniques et des climats tempérés. C'est la pyrexie fondamentale, celle qui, par conséquent, reconnaît le plus de causes, et aussi qui peut le plus naître sans cause occasionnelle appréciable, qui peut, à un moment, surgir spontanément de l'évolution organique et lui imprimer comme une sorte de transformation durable et constitutionnelle. Tout cela certainement est plein d'incertitudes pénibles et d'humiliations scientifiques, et il serait bien préférable de conclure par des affirmations expresses et catégoriques. Mais l'important n'est-il pas de ne pas conclure à faux? Le doute n'est-il pas plus sage et plus scientifique qu'une présomption téméraire?

J'espère donc qu'il me sera permis de dire que toute étude étiologique de la fièvre typhoïde doit placer, à côté de quelques notions acquises et assurées (j'ai dit lesquelles), un humble aveu d'ignorance. Nous n'ignorons pas tout, mais nous savons encore moins tout, et une étiologie exclusive est d'avance condamnée à l'erreur.

Je me trouve conduit maintenant en face de la pathogénie de la fièvre typhoïde. J'ai à déterminer la valeur de la théorie parasitaire des virus et des agents spécifiques, dont les partisans scientifiques sont, on l'a vu, nombreux et autorisés. C'est la partie la plus délicate et la plus médicale de la tâche que je me suis imposée. Je demande à l'Académie de me continuer dans la prochaine séance sa bienveillante attention.

III

Messieurs, dans ma précédente communication, après un exposé des hypothèses régnantes qui me servira encore de point de départ, j'ai surtout examiné une question de fait,

à savoir, si la cause des maladies spécifiques et de la fièvre
typhoïde en particulier, telle que la révèle l'observation, est
unique et se résout toujours en un agent spécifique. Aujour-
d'hui, je me trouve en face d'une question de doctrine, à
savoir, s'il est contraire à la logique d'admettre, pour la
genèse des maladies spécifiques, d'autres causes que les spécifiques. Si la fièvre typhoïde et les maladies spécifiques sont
de vraies maladies parasitaires constituées par la prolifération, sur le sol organique, d'un ferment animé, si l'évolution
propre de ce ferment commande l'évolution de la maladie, il
n'y a aucun doute à concevoir : la maladie ne reconnaît qu'une
cause, l'introduction, sur ce sol organique, du microzoaire qui
doit s'y développer en maladie. Si l'observation ne permet pas
de constater l'approche et l'entrée de ce microzoaire dans l'organisme, c'est que l'observation est insuffisante. Cette insuffi-
sance ne saurait prévaloir contre la nécessité des choses; il
faut en revenir forcément à l'opinion émise par notre illustre
maître, M. Bouillaud, et dire avec lui que le semblable ne
pouvant produire que son semblable, tout agent non spécifique
ne saurait produire une maladie spécifique, tout agent non
contagieux ne saurait produire une maladie contagieuse. Pour
qu'il en fût autrement, il faudrait admettre une génération
spontanée de l'agent contagieux, du ferment animé. Or, cette
génération spontanée, je ne voudrais pas plus la soutenir que
M. Bouillaud, et que notre maître à tous en cette matière,
M. Pasteur.

Si donc la fièvre typhoïde et les maladies spécifiques peuvent
naître de causes communes, c'est-à-dire non spécifiques, si
elles peuvent surgir spontanément, c'est-à-dire en dehors de
l'action fatale d'un ferment animé, si elles se constituent et se
développent par les déterminations propres de l'organisme
vivant, par son activité temporairement viciée, c'est que la
genèse des maladies spécifiques ne répond pas aux théories
parasitaires qui comptent aujourd'hui tant de défenseurs. C'est
ainsi que la question d'étiologie se double nécessairement
d'une question de pathogénie, que, suivant que l'étiologie est
telle ou telle, la pathogénie suivra les mêmes variations, et ré-
ciproquement. Il faut donc soutenir et compléter l'étude de
l'une par l'étude de l'autre, sinon on fait une œuvre chance-

lante et mutilée. J'ai discuté l'étiologie de la fièvre typhoïde
et des maladies spécifiques ; à cette heure, c'est la pathogénie
de ces maladies que je vais essayer d'exposer. Je veux montrer
qu'étiologie et pathogénie concourent, se soutiennent et abou-
tissent aux mêmes conclusions. J'emprunterai mes preuves tour
à tour à la clinique générale, à la pathologie expérimentale,
à la médecine comparée, aux analogies fondamentales et con-
vergentes que nous verrons surgir de ces divers ordres de faits.

Un premier fait me frappe dans la théorie parasitaire des
maladies spécifiques, c'est que l'activité qui crée la maladie
est tout d'un coup déplacée. Elle réside, pour l'ensemble des
maladies spontanées ou de cause interne, dans l'organisme
vivant affecté, lequel, suivant l'affection ressentie et conçue
par lui, engendre telle ou telle évolution pathologique. Les
lésions et les symptômes sont le produit de cette activité déviée ;
l'organisme demeure donc cause réelle de tous les actes pathologiques, que ceux-ci appartiennent à une maladie aiguë ou
chronique. Dans les maladies spécifiques, au contraire, telles
que les conçoit la pathologie des ferments animés, l'activité
passe tout entière à ceux-ci. Ce sont eux qui pullulent, qui
évoluent, qui naissent et meurent ; ce sont eux qui font l'évolution de la maladie ; ils engendrent les troubles morbides ;
l'organisme n'est que le sol destiné à alimenter cette population qui l'habite ; il n'est guère plus actif que ne l'est le sol
véritable à l'égard de la plante qui pousse, végète, fructifie et
meurt. Ce n'est plus l'organisme qui s'agite, soulève et har-
monise les synergies réactives, à marche cyclique et calculable,
à crises communes, à défervescence rapide ou lente, après
lesquelles il retrouve son équilibre fonctionnel, sa stabilité
physiologique. Non, ce sont les microzoaires qui s'agitent et
l'agitent ; la fièvre tient à cette agitation étrangère, à ces générations envahissantes d'êtres qui viennent troubler les manifestations régulières de la vie. Rappelez-vous, à ce sujet, la
troisième proposition du docteur Budd, à laquelle M. Gueneau
de Mussy n'a pas refusé son adhésion : « La reproduction du
poison dans le corps infecté et les troubles qu'il entraîne
constituent la fièvre. »

J'avoue que cette conversion, ce déplacement de l'activité
morbide trouble toutes mes conceptions de la maladie. Com-

prendre ainsi la maladie spécifique, ce n'est plus la comprendre comme la maladie la plus achevée et la plus complète, c'est la placer au plus bas de l'échelle nosologique, au-dessous même du traumatisme. Les réactions pathologiques soulevées par l'action traumatique conservent le caractère synergique qu'elles ont dans l'ensemble des maladies aiguës ; elles témoignent de l'activité organique, et marquent le concours de l'unité vivante aux souffrances comme au travail réparateur qui s'accomplit dans la partie lésée. Mais, dans une affection parasitaire, il n'en est plus ainsi ; les troubles morbides y demeurent essentiellement subordonnés, inefficaces ; ce ne sont pas eux qui font l'évolution de la maladie et la conduisent à des crises préparées et judicatrices. A bien dire, il faudrait refuser à ces états morbides le nom de maladies. Ce ne sont pas plus des maladies vraies que ne l'est la gale ou toute autre affection parasitaire externe. J'en appelle à mon savant collègue M. Pidoux, lui qui écrivait récemment : « La condition essentielle de la maladie, c'est la spontanéité et l'autonomie inséparables. La maladie naît de nous et en nous. » Il disait encore, dans ce même écrit sur la *médecine expérimentale :* « Il est certain que la maladie vient de nous et que le milieu extérieur n'en fournit que les causes excitantes et les conditions. La cause, les causes efficientes sont incontestablement en nous, et nous sommes bien les auteurs involontaires des maladies qui se forment au plus intime de notre substance. » Enfin M. Pidoux ne semblait-il pas prévoir et juger la discussion actuelle lorsqu'il écrivait, toujours dans ce même travail : « On aura beau me dire que, à chaque inspiration, nous absorbons des myriades de microzoaires dont chacun représente une maladie et dont l'ensemble renferme peut-être la nosologie entière, je persiste à croire que nous sommes les auteurs de nos affections et de nos altérations pathologiques. » Eh bien, ce n'est plus nous qui sommes les auteurs de nos affections et de nos altérations pathologiques ; la maladie ne naît plus de nous et en nous, la maladie spécifique du moins ; non, suivant les théories pathogéniques nouvelles, la maladie entre en nous du dehors ; nous ne faisons que la supporter ; nous sommes la scène sur laquelle vient jouer un acteur nomade. Encore une fois, qu'en pense M. Pidoux ?

 Et ce qu'il y a de plus fait pour dérouter les esprits en cette matière, c'est que la maladie spécifique qui nous viendrait du dehors et à la conduite de laquelle l'organisme ne participerait que très-indirectement, offre cependant les mêmes allures que la maladie née spontanément en nous ; elle évolue de même, commence par les mêmes frissons, se soutient par le même état fébrile, se juge par les mêmes crises, cesse et disparaît comme une maladie commune. On ne dirait plus, à voir cette marche, qu'il s'agit de la vie et du développement d'un immense essaim de parasites ; on dirait qu'il s'agit d'une réaction cyclique et calculable de l'organisme, exactement comparable aux réactions franches et communes ; très-souvent même les maladies spécifiques sont-elles les plus régulières, les plus synergiques, en apparence, de toutes les maladies aiguës ; telles, les fièvres éruptives d'intensité modérée. N'est-ce pas un contraste singulier que cette uniformité d'allures, alors que le fond est supposé si différent ? Les parasites naissant, évoluant, et disparaissant exactement comme naît, évolue et s'éteint une réaction synergique de l'organisme, quel bizarre parallélisme ! Pour nous, cette similitude d'allures de la maladie commune et de la spécifique ne nous étonne pas ; elle nous est une première démonstration des opinions pathogéniques que nous allons soutenir. Pour les partisans des théories parasitaires, elle doit paraître bien surprenante, s'ils prennent la peine d'y réfléchir. Mais ces considérations ne touchent qu'à un point de vue général des choses et nous ne nous y arrêterons pas plus longtemps. Il importe d'aborder des démonstrations plus particulières et plus précises.

L'un des caractères les plus saillants et les plus instructifs à méditer des maladies spécifiques concerne la réceptivité si extraordinairement variable à l'égard des agents spécifiques et contagieux. J'ai déjà signalé précédemment cette extrême variabilité. Rien dans l'action des causes toxiques que nous avons sous la main et que nous pouvons expérimentalement diriger ne saurait en donner une idée approximative. M. Gueneau de Mussy reconnaît ce fait : « La contagion, dit-il, exige des conditions de réceptivité plus déterminées et plus spéciales que celles qui rendent sensibles à l'action des poisons. L'immunité contre l'action des poisons se montre exceptionnellement pour quelques poisons organiques, principalement sous l'influence d'une longue accoutumance et dans certaines limites très-restreintes. Parmi ceux, au contraire, qui sont exposés à une influence contagieuse, le nombre de ceux qui échappent est beaucoup plus grand que le nombre de ceux qui la subissent. » Cette variabilité excessive de la réceptivité contagieuse, cette incertitude d'action des virus et des miasmes gouvernent non-seulement l'apparition et l'extension, le déclin et la cessation des maladies spécifiques épidémiques, elles gouvernent aussi et surtout le développement et la forme de la maladie chez l'individu.

Ici se rangent, en nombre, les observations les plus inattendues. Tel individu subira l'action du contage à la moindre approche, quelques inspirations dans une atmosphère contaminée y suffiront; tel autre vivra dans une atmosphère surchargée de miasmes spécifiques et n'en ressentira aucun effet. Il y a plus : certains individus résistent, non pas seulement à l'approche des contages, mais même à l'inoculation des virus, alors qu'ils sont cependant dans les conditions voulues en apparence pour la ressentir; il est des enfants, non vaccinés, non atteints par la variole, et chez qui l'inoculation vaccinale demeure impuissante; il est des adultes rebelles à toute revaccination. D'autres, au contraire, ayant eu la variole, sembleraient devoir être indemnes vis-à-vis des contages varioliques; loin de là : ils contractent la variole une seconde et une troisième fois. J'ai vu un militaire entrer à l'hôpital avec un visage couturé de cicatrices varioliques; il me déclare avoir eu la variole deux fois, et je l'ai vu succomber à une troisième variole confluente. Borsieri cite le cas d'une vieille femme de cent neuf ans qui succomba à la variole; elle subissait la neuvième atteinte de cette maladie. La puissance réfractaire aux contages que semblent posséder certains individus peut être entière et durable; elle peut aussi n'être que momentanée et accidentelle; elle ne tient pas aux conditions fondamentales de la vitalité individuelle; souvent elle se montre aussi changeante que certaines dispositions fugitives, physiologiques ou morales. A un moment donné, on est inaccessible à telles ou telles influences spécifiques; à un autre moment on ressent, et parfois profondément, ces mêmes influences que l'on croyait sans prises sur soi. On vit pendant longtemps en demeurant indemne ou à peine impressionné au milieu des plus redoutables épidémies ; on s'expose tous les jours et impunément à la contagion ; on y est comme acclimaté ; on invoquerait volontiers en faveur de ces individus une heureuse accoutumance, et les germes, aspirés à chaque heure du jour, ne traduisent en rien leur action ; on traversera ainsi toute la période d'état de l'épidémie, et lorsque celle-ci sera sur son déclin, lorsque ses coups auront faibli, au moment même où l'on est moins exposé aux dangers de la contagion, sans que les forces et que l'équilibre physiologique aient été atteints d'ailleurs, sans qu'aucun ébranlement accidentel soit survenu, on est tout à coup frappé, et peut-être mortellement. Et dans les milieux épidémiques et contagieux, croit-on que ce soit toujours le faible qui tombe et le fort qui résiste ? Non ; on observe souvent l'inverse, et cette mystérieuse réceptivité n'est nullement en rapport avec l'énergie ou la faiblesse, apparente ou réelle, de la vitalité. Quelle suite de faits étranges, combien ils appellent de réflexions, que d'enseignements ils enferment ! Mettons-les en regard des théories parasitaires et voyons s'ils peuvent entrer dans le cadre de ces théories, s'ils s'harmonisent avec les nécessités systématiques de la pathogénie par ferments animés.

Or, je le dis sans hésitation, ces faits, les plus considérables de l'étiologie des maladies spécifiques, suffiraient à eux seuls pour écarter toutes ces hypothèses de pathogénie parasitaire, contre lesquelles ils élèvent une protestation invincible. Comment, en effet, comprendre une aussi profonde irrégularité entre les individus soumis à l'action d'un être parasitaire ? Comment et pourquoi ces parasites animés envahissent-ils cet organisme et respectent-ils celui-ci, alors même que ce dernier est souvent celui qui s'expose sans réserve à leur action ? Les parasites aiment les organismes débilités ; ils s'y multiplient plus aisément ; or, ici, c'est souvent l'organisme débilité qui résiste, c'est l'organisme vigoureux sur lequel l'invasion et la multiplication parasitaires s'opèrent librement. Comment expliquer ces faits ? Lorsqu'un ferment animé est mis en rapport avec le liquide dans lequel il est apte à vivre, il s'y développe fatalement ; tous les liquides comparables et de même nature, recevant un même ferment animé, subissent un même mouvement de décomposition : Pourquoi n'en est-il pas de même dans l'organisme, si celui-ci n'est que le sol où doivent germer des parasites? C'est dans le sang que ces parasites doivent vivre et se multiplier : chez des individus pareillement sains et bien portants le sang n'est-il pas un liquide identique, et peut-on admettre que le parasite qui multipliera dans l'un devra mourir dans l'autre ? Cela n'est-il pas contraire à tous les enseignements que nous fournit la science des ferments animés? Et ce n'est pas seulement sur des individus comparables que le parasite ne se comportera pas identiquement, ou, pour mieux dire, chez lesquels il se comportera à l'opposé ; c'est chez le même individu, respecté aujourd'hui par le parasite, envahi demain ; et néanmoins rien ne sera venu dans l'intervalle troubler cet individu, modifier son état physiologique. Le sang de l'organisme s'est-il ainsi transformé du jour au lendemain, de façon à ce que, la veille, il constitue un milieu hostile pour le parasite et, le jour suivant, un milieu favorable? Que d'impossibilités accumulées ! Ces faits, cependant, ne sont-ils pas d'observation journalière? Pourquoi méconnaître leur éloquence ?

Ces considérations deviennent plus saisissantes encore, si on les place en regard de ce qui se passe, soit dans les vraies affections parasitaires du sang, soit dans les maladies dues à l'action des venins, soit enfin dans les intoxications simples.

Interrogez, en effet, l'histoire de la pustule maligne : croyez-vous que le parasite charbonneux, introduit dans nos tissus, y succombe ou s'y développe suivant les conditions individuelles de l'organisme? Où est celui que l'inoculation de la bactéridie charbonneuse épargnerait et qui ne verrait pas toutes ses humeurs progressivement envahies par l'effrayante multiplication du parasite? Ici, plus de réceptivité variable, mais une action nécessaire et se poursuivant fatalement jusqu'au bout ; point d'autre incubation que le temps de la première multiplication parasitaire ; celle-ci commence tout de suite, pour ne plus s'arrêter ; il y a progression continue du mal.

Il en est de même pour l'action des venins. Le venin et le virus semblent bien rapprochés l'un de l'autre ; quelle distance dans leurs effets ! Y a-t-il une réceptivité pour le venin? Quel est celui que le venin de la vipère ou du crotale laisse indemne?

Demandez-le aux vingt mille Indiens que la morsure des serpents tue chaque année ! Dans l'action du venin il n'y a pas multiplication parasitaire ; aussi, tel individu peut-il guérir et tel autre succomber ; c'est un fait de résistance vitale pendant le temps d'élimination du venin. Mais, nul n'échappe à l'agent venimeux ; tous traduisent son action assurée.

Les poisons, enfin, sont également ressentis par tous. Ceux dont l'action n'est point désorganisatrice des tissus et qui agissent surtout sur la sensibilité organique et la vie nerveuse, ceux-là peuvent déterminer des impressions d'une intensité variable. On arrive progressivement à une certaine accoutumance et on atteint alors à des doses élevées que d'autres ne supporteraient pas ; mais, même les poisons organiques n'épargnent absolument personne. Voyez ce que deviennent les mangeurs ou les fumeurs d'opium, et, chez nous, les simples alcooliques. Il y a plus : on peut avancer que les plus grandes variations observées quant à l'action des poisons se rapportent, non à la tolérance insolite, mais à l'excessive impressionnabilité que présentent certains organismes à l'égard de cette action.

Comment accorder tous ces faits et toutes ces différences avec la théorie parasitaire des actions spécifiques ? Loin de se montrer infiniment plus incertaine, l'action parasitaire ne devrait-elle pas être plus assurée que celle des venins et des poisons, aussi assurée que celle des bactéries du charbon ? Les venins et les poisons organiques s'adressent, en effet, à la sensibilité propre de l'individu ; c'est cette sensibilité qui est affectée et qui réagit ; l'absorption et l'élimination plus ou moins rapides modifient certainement la portée et la durée d'action des agents venimeux ou toxiques ; et cependant cette action offre une constance relative bien remarquable, si on la compare à l'action profondément incertaine des virus et des miasmes. L'action parasitaire devrait être indépendante de toute sensibilité idiosyncrasique ; il s'agit uniquement pour le parasite de trouver un sol favorable à sa multiplication ; ce sol c'est la matière organique, c'est le sang. Cette matière et ce sang, dans les organismes sains et de même espèce, sont comparables chimiquement et morphologiquement identiques ; cette matière et ce sang peuvent même appartenir au même organisme, réfractaire un jour à l'action spécifique, sensible à cette action le jour d'après. Encore un coup, d'où viennent ces variations et ne sont-elles pas un démenti aux théories parasitaires dont elles devraient dépendre ?

J'ai parlé d'accoutumance à l'action des agents spécifiques ; M. Gueneau de Mussy la reconnaît et l'invoque ; elle est, je crois, encore plus réelle et plus profonde que l'accoutumance à l'action des venins et des poisons. Le grand fait que l'on ne subit, en général, qu'une fois les atteintes d'une maladie spécifique, est l'une des formes de cette accoutumance. Avoir supporté et fourni l'évolution d'une maladie spécifique, devient, pour l'économie vivante, le moyen le plus assuré de conquérir l'accoutumance à cette maladie et les immunités que cette accoutumance confère. Ce serait une étrange chose que cette accoutumance et cette immunité, si les maladies spécifiques étaient dues à une invasion et à une multiplication parasitaires. Que peut en dire M. Pasteur ? A-t-il rien vu d'approchant dans le nombre infini de fermentations qu'il a provoquées ? Voit-on des liqueurs organiques devenir indifférentes par accoutumance à l'approche des ferments animés ? Pourquoi les humeurs, pourquoi le sang, au sein desquels pénètrent et peuvent se multiplier les agents spécifiques, deviendraient-ils, par accoutumance, rebelles à l'action de ces agents, et pourquoi ceux-ci ne vivraient-ils et ne multiplieraient-ils pas dans les milieux appropriés qu'ils ont envahis ? Il ne s'agit plus ici, je le répète, de sensibilité idiosyncrasique ; l'organisme n'est plus qu'un terrain de germination ; il n'y faut plus que les conditions physico-chimiques voulues ; dès qu'elles y sont, que vient-on invoquer une incompréhensible accoutumance ? Lorsque la maladie spécifique a touché une première fois cet organisme, pourquoi, pendant le reste de son existence, cet organisme devient-il indemne ? Il reprend toutes ses chairs et toutes ses humeurs ; après la vaccination ou la revaccination, il est, au point de vue de la chair physique, identiquement le même qu'avant ; et, cependant, il ne peut plus concevoir et fournir la variole ; il y a en lui une accoutumance intime qui le fait résister à toute contagion variolique ; qu'est-ce à dire ? Si la variole n'est que l'immense multiplication d'un germe parasitaire, comment la vaccination empêche-t-elle cette multiplication ? Pourquoi le le terrain organique, qui n'est pas chimiquement modifié, devient-il impropre à recevoir et à nourrir ce germe parasitaire? On ne répondra rien à ces faits rebelles à toute l'histoire des ferments animés.

Il est un autre trait des maladies spécifiques qui leur est commun avec les maladies communes et qui se rapproche des faits relatifs aux excessives variations de la réceptivité morbide; c'est celui de leur gravité diverse. Voilà un germe animé qui tombe sur un sol favorable; il s'y multiplie; mais cette multiplication est singulièrement variable : ici très-limitée, et la maladie spécifique est légère, fugitive, souvent à peine perceptible; là très-active, envahissante, débordant en quelque sorte le terrain organique, l'épuisant, le consumant rapidement, l'entraînant à une mort prompte. Quelles différences dans les deux cas, et combien elles demeurent inexplicables dans l'ordre des conceptions parasitaires ! Pourquoi ce ferment animé, trouvant un milieu favorable, s'arrête-t-il dans ses générations successives? Pourquoi ne poursuit-il pas jusqu'au bout la multiplication de ses germes ? Tout cet essaim ne devrait cesser de pulluler que lorsque la matière organique nécessaire à son alimentation viendrait à lui manquer. Pourquoi cet arrêt avant terme, avant la consomption fatale, telle qu'elle se poursuit dans les cas de maladie spécifique grave et mortelle ? Lorsqu'un ferment animé trouve un milieu chimique favorable, ne se multiplie-t-il pas jusqu'à ce qu'il ait transformé tout ce milieu, jusqu'à ce qu'ayant absorbé tout l'oxygène il soit condamné à périr par suite de cette consommation totale ? Dans une pathogénie parasitaire, on ne saurait concevoir la maladie spécifique légère et sa guérison; il n'y a qu'une forme et qu'une évolution logique du mal, la forme grave, l'envahissement progressif, la désorganisation fatale des humeurs et de la substance organique, la mort comme terme nécessaire de la maladie. Il en est ainsi dans le charbon, affection parasitaire interne vraie ; dans la trichinose, autre affection parasitaire qui conduit plus lentement à la mort, parce que les masses musculaires où le parasite se développe forment un milieu moins directement nécessaire à la vie que le sang ; mais quelle effrayante multiplication dans ces milieux ! Il devrait en être ainsi dans la classe entière des maladies spécifiques, si elles étaient d'ordre parasitaire. Et ce sont pourtant ces maladies où s'observent les plus grandes distances entre les degrés de gravité.

La comparaison du charbon avec les maladies spécifiques est singulièrement instructive, et je suis d'autant plus porté à la développer rapidement, que c'est sur le parasitisme charbonneux que MM. Pasteur et Joubert, dans une communication récente à l'Académie des sciences, semblent s'appuyer, comme sur un type de maladie virulente, pour montrer que les bactéridies ou ferments figurés, et non la partie soluble et liquide, sont la partie active de l'humeur charbonneuse. Cette humeur ou, pour mieux dire, ce sang charbonneux, ils le considèrent comme un virus vrai, assimilation arbitraire, car rien ne témoigne là d'une élaboration virulente proprement dite. Néanmoins, des ferments figurés de l'humeur charbonneuse, MM. Pasteur et Joubert auront peut-être quelque tendance à conclure à l'existence de ferments figurés dans les virus vrais et dans les maladies virulentes et, par extension, dans les maladies spécifiques. Il importe donc d'établir que, si le charbon est la maladie parasitaire interne qui offre la ressemblance la plus accusée avec les maladies spécifiques, cependant, quand on l'étudie de près, quand on dépasse les analogies tout extérieures et grossières, on ne rencontre, en dernière analyse, que des dissemblances; et l'évolution du charbon d'un côté et des maladies virulentes et spécifiques de l'autre est si différente, que l'on est invinciblement conduit à les séparer dans leur agent causal et dans tout leur mécanisme pathogénique.

La pustule maligne, en effet, débute par des phénomènes et symptômes locaux succédant à une action locale lésante. Celle-ci existe toujours; c'est elle qui donne à accès au parasite. Il n'y a pas incubation de la maladie, les phénomènes initiaux se déclarant à bref délai et comme immédiatement sur la partie touchée. Les phénomènes, d'abord locaux, s'étendent et bientôt se généralisent, dès que les générations parasitaires, pullulant avec une rapidité inouïe, franchissent la région première où elles ont apparu et pénètrent dans le torrent circulatoire. Là, leur pullulation continue sans relâche jusqu'à ce que leur œuvre destructrice soit pleinement accomplie. La pustule maligne n'est curable que dans la période de sa localisation primitive ; alors on peut arrêter l'invasion ultérieure du parasite, en détruisant sur place ou en enlevant la pustule où il séjourne d'abord. Plus tard l'issue est fatale ; la bactérie charbonneuse qui a pénétré dans le sang y trouve un milieu favorable et, tout comme un ferment animé introduit dans une liqueur fermentescible, elle y engendre des myriades de générations, tant que la liqueur nourricière peut alimenter cette marée montante et dévorante d'infiniment petits. Il n'y a pour le charbon ni réceptivité variable, ni accoutumance, ni immunité future après une première atteinte. Tout individu qui reçoit dans ses tissus une bactérie charbonneuse, celle-ci fût-elle déposée par l'imperceptible piqûre d'un insecte, verra se développer sur place une pustule maligne ; le séjour dans des milieux où sévit le charbon n'amène jamais une accoutumance préservatrice ; et celui qui a été assez heureux pour guérir d'une pustule maligne par une énergique et prompte cautérisation n'en reste pas moins exposé à contracter le charbon, aussitôt qu'une bactérie aura franchi la barrière protectrice de l'épiderme. Tout se passe donc logiquement et comme on pouvait le prévoir d'après la nature parasitaire du mal.

Je n'ai pas besoin d'insister pour montrer que l'ensemble de ces caractères est tout à l'opposé de ceux que présentent les maladies spécifiques, tant celles-ci s'éloignent des affections parasitaires vraies. Et si, à ces grands caractères cliniques, nous joignons ceux que fournit l'appareil symptomatique de la maladie dans l'un et l'autre cas, nous aurons établi l'opposition la plus complète que l'on puisse imaginer entre les deux. La maladie spécifique, en effet, variole ou scarlatine, fièvre typhoïde ou typhus, se présente, de l'invasion au déclin, avec l'appareil symptomatique des maladies aiguës. La fièvre, qui en forme le fond et en règle l'allure, est identique dans les maladies aiguës, spécifiques ou communes ; elle est, dans les unes comme dans les autres, légère ou grave, inflammatoire ou gastrique, ataxique ou adynamique, se termine par défervescence rapide ou lente, avec ou sans phénomènes critiques. Dans le charbon rien de comparable. Le charbonneux meurt sans rien offrir de cet appareil fébrile, de cette réaction syner-

gique contre un état affectif conçu par l'organisme; il meurt
asphyxié et algide, étouffé sous ces immenses légions parasitaires qui emplissent ses vaisseaux, pénètrent dans tous ses
tissus et y enrayent promptement toute fonction nutritive,
tous les échanges moléculaires normaux, toute production de
chaleur physiologique.

Ce que nous venons de dire du charbon on peut le dire aussi
de cette autre affection parasitaire interne, déterminée par les
vibrions de la putréfaction animale et sur laquelle, après
MM. Coze et Feltz, M. Davaine a produit devant l'Académie de
si remarquables expériences. Mais je ne m'arrêterai pas sur
cette affection septicémique ou septicoïde, parce que nous ne
la connaissons guère que par des expériences faites sur des
lapins et sur des cobayes. Certaines piqûres anatomiques,
celles qui sont rapidement et fatalement mortelles, sont peut-
être l'analogue de cette affection septicoïde de nature parasitaire; toutefois, il est besoin d'étudier ces derniers faits avec
plus de précision, avant de rien conclure à leur sujet. Il faut
surtout se garder de ces entraînements faciles et irréfléchis qui
tendraient à identifier cette septicémie parasitaire et expérimentale avec l'infection purulente ou avec la fièvre typhoïde.
Quels rapports peut-on établir entre des états si dissemblables
d'origine, de cause, de physionomie, d'évolution et de nature?
Le charbon et la septicémie expérimentale sont des affections
parasitaires vraies; celles-là sont comparables. Les affections
spécifiques sont d'un autre ordre; je vais en poursuivre la
démonstration.

J'ai opposé plus haut l'absence d'incubation dans les maladies parasitaires vraies à l'incubation, parfois si prolongée et
si remarquable, observée dans les maladies spécifiques. L'incubation n'appartient pas seulement aux maladies spécifiques;
elle existe plus ou moins prononcée dans toutes les maladies
de cause interne, aiguës ou chroniques; toutefois, dans les
maladies spécifiques, l'incubation, par sa durée insolite, par le
silence absolu dans lequel elle s'écoule, prend une physionomie spéciale et devient l'une des marques principales de la
maladie. Interrogeons cette incubation et voyons si elle
dépose pour ou contre les théories parasitaires de la spécificité.
Prenons pour exemple les longues incubations; celle de la

variole qui est de quinze jours, incubation peu variable,
comme le sont les autres périodes de cette fièvre éruptive si
bien réglée ; celle de la fièvre typhoïde qui est aussi de quinze
jours, mais très-variable comme le sont toutes les périodes de
cette maladie et qui peut se réduire à deux jours peut-être.
Que doit-il se passer durant cette période d'incubation ? En se
posant cette question, M. Gueneau de Mussy y répond en citant
quelques lignes du docteur Budd : « Le poison morbide, dit
celui-ci, introduit dans l'économie vivante en quantité presque
impondérable s'y reproduit et s'y multiplie à ce point que non-
seulement il peut détruire la vie, mais il peut fournir cette
semence de mort à des myriades d'autres organismes. Cette
reproduction et cette multiplication du poison au sein des
organes s'accomplit à l'aide d'un processus tout spécifique,
qui constitue la fièvre contagieuse. » Le mot poison employé
ici par le docteur Budd est évidemment impropre ; un poison
qui se multiplie de lui-même n'est plus un poison, mais un
être animé ; le langage médical est trop souvent d'un déplo-
rable laisser-aller.

Quoi qu'il en soit, il est aisé de conclure, d'après cette cita-
tion, que, pour le docteur Budd, l'incubation dans les maladies spécifiques est remplie par la pullulation initiale du
germe animé introduit dans le sang, pullulation qui constitue
la *fièvre contagieuse;* celle-ci ne se déclarant que lorsque la
multiplication du ferment animé est arrivée déjà à un degré
avancé. De l'incubation aux périodes successives et ascension-
nelles de la maladie, il y a un progrès continu qui se mesure
aux degrés de la production parasitaire. Il suit de là que,
pendant l'incubation, on doit constater dans les humeurs la
présence des parasites en voie de reproduction ; ils doivent
même alors être très-abondants dans le sang, car ils n'ont
point encore formé ces dépôts parasitaires qui peuvent, comme
dans la variole, dégager le sang envahi, ou se déverser au
dehors, comme dans la fièvre typhoïde, par la sanie des ulcé-
rations intestinales et la diarrhée spécifique. L'incubation ne
doit donc plus être une période de silence absolu et de préparation latente, mais une période d'intense activité morbide, de
multiplication, sans obstacle, du ferment animé qui trouve un
milieu favorable et libre, de symptômes progressifs et mani-

festes , traduisant l'invasion progressive des microzoaires.
M. Gueneau de Mussy, soucieux de tout ce qui peut mettre en
relief la pathogénie parasitaire de la fièvre typhoïde et combattre la théorie de l'empoisonnement putride, déclare que
l'existence d'une période d'incubation, observée dans toutes
les maladies spécifiques, lui paraît difficile à concilier avec la
théorie pythogénique : « Les substances toxiques, ajoute-t-il,
produisent des effets immédiats. Que ce soit un poison végétal
ou un poison minéral, c'est peu de temps après leur introduction dans l'économie que leur action se manifeste. Comprend-
on des phénomènes d'empoisonnement se déclarant une ou
plusieurs semaines après que l'agent, qui les cause, a pénétré
dans les voies d'absorption? » Rien de plus juste, et je ne
défendrai pas la pauvre théorie d'un empoisonnement vrai
dans les maladies spécifiques, malgré l'emploi trop répété des
mots poison et empoisonnement. Mais ces mêmes remarques
s'appliquent à la théorie parasitaire. Les ferments animés,
dans un milieu favorable, se multiplient avec une effrayante
rapidité. Croit-on qu'il faille une ou deux semaines pour que
leur action se fasse sentir? Évidemment non; comment expli-
pliquer, dès lors, et l'absence de tout symptôme durant l'incubation, et le mode brusque de l'invasion morbide ?

Mais allons plus avant et considérons ce fait nécessaire et
indéniable de la multiplication immédiate des ferments animés
dans le sang. On doit donc pouvoir les trouver engendrés et
vivants dans le sang pendant la période d'incubation, surtout
après les premiers jours. Eh bien , que répond l'analyse, que
répondent les recherches microscopiques? Affirmativement,
sans doute; non, ils répondent par une absolue négation.
Cherchez dans le sang d'un varioleux en incubation, d'un
animal vacciné par quarante ou cinquante inoculations, chacune introduisant quelques parasites, qui tous vont se multiplier; cherchez dans le sang d'un syphilitique, avant l'apparition du chancre induré ou de la roséole syphilitique, cherchez
et vous ne trouverez rien qui vous décèle le mal en incubation ,
aucun être parasitaire; et même ce sang inoculé, injecté dans
les veines, reste stérile.

On objectera peut-être, et précipitamment, que je me
trompe ; que le sang d'un animal en possession de nombreuses

pustules vaccinales, injecté à haute dose dans les veines d'un autre animal, rend celui-ci inapte à subir l'action du virus-vaccin, comme vient de le montrer M. Maurice Raynaud, ce qui prouve que le sang injecté était virulent, quoiqu'il n'ait pas produit d'éruption spécifique. On me dira aussi que le sang d'un individu porteur d'accidents syphilitiques peut engendrer la syphilis sur un homme sain. Je sais tout cela; mais, dans tous ces cas, il s'agit, non de la période d'incubation de la maladie, mais de la maladie dans son plein développement. Dès lors les agents contagieux, produits nécessaires de la maladie spécifique, peuvent refluer dans le sang, et provoquer la contagion ou l'immunité consécutive, si ce sang contaminé secondairement est injecté dans les veines d'un animal sain. Mais ces agents contagieux, toute la question est là, ne proviennent pas de la multiplication directe d'un premier parasite. Cette multiplication qui devrait apparaître pendant l'incubation, le sang n'en offre alors aucune trace; ce sang n'est pas inoculable, c'est le sang physiologique et sain. Il ne devient sang morbide et chargé d'éléments spécifiques que lorsque la maladie spécifique est vraiment déclarée, qu'elle a engendré ces éléments et que ceux-ci en retour ont infecté l'organisme, ou mieux forment l'organisme infectant lui-même; car alors l'organisme tout entier est infectant, il est devenu spécifique.

N'est-ce pas là la démonstration topique que toutes les conceptions parasitaires de la maladie spécifique ne sont qu'ingénieuses et fragiles hypothèses? n'est-ce pas là la preuve que l'agent spécifique, introduit dans l'organisme par la contagion, ne s'y multiplie pas de lui-même, mais que son action se borne à déterminer sur l'organisme un et vivant une impression morbifique, laquelle peut demeurer longtemps silencieuse dans les profondeurs de la sensibilité organique, et n'y amasser que peu à peu l'orage pathologique qui doit, à un moment donné, éclater brusquement? Dans la genèse des maladies communes, aiguës ou chroniques, ne voyons-nous pas la vie se charger ainsi d'impressions morbifiques qui la pénètrent, se fortifient et s'accumulent obscurément, et se changent enfin en une imprégnation et conception morbides, cause affective première de l'évolution pathologique? L'agent spécifique dé-

termine dans l'organisme une sorte d'impression profonde
qui s'accroît et se spécifie durant une longue incubation ; et
après une préparation, puissante parce qu'elle est lente, cette
impression, portée sur le sens vital, provoque l'explosion de la
maladie spécifique, c'est-à-dire de la maladie la plus engendrée
et la plus achevée, celle qui aboutit à la génération de produits gardant l'empreinte ineffaçable de la maladie génératrice.
On verra que de tels produits ne sont pas des êtres et ne
sortent pas d'une génération spontanée proprement dite, nous
restons avec eux dans les éléments de nos tissus vivants ; nous
le démontrerons bientôt. Il nous suffit, en ce moment, d'avoir
établi que l'agent spécifique causal, après sa pénétration dans
l'organisme, ne s'y multiplie pas à la façon parasitaire ; il disparaît, en quelque sorte, ayant engendré, dans son rapide passage, l'impression spécifique d'où doit sortir la maladie. Pendant l'incubation, donc, rien ne trahit le mal qui couve ; ni
générations parasitaires dans le sang, ni troubles morbides
généraux ou locaux ; rien que l'impression génératrice ressentie, laquelle ne produira son effet qu'après l'incubation
gestative. En face de ce tableau, que vient-on nous dire que la
cause et le caractère essentiels de la maladie spécifique sont
l'introduction et la multiplication de ferments animés ! Quelles
plus vaines images, et plus éloignées de la réalité des choses !
Je n'ai pas la prétention d'épuiser les enseignements pathogéniques fournis par la clinique générale des maladies spécifiques. Je ne les abandonnerai pas cependant sans interroger,
sur quelques points plus spéciaux, l'une des maladies virulentes la mieux constituée, la plus favorable en apparence à
la pathogénie parasitaire, je veux parler de la syphilis. Si la
syphilis, dont l'étiologie appartient toute à la contagion, se
refuse aux théories parasitaires, quelle maladie contagieuse s'y
accommodera ? Qui oserait invoquer ces théories pour la fièvre
typhoïde, si elles ne rendent pas compte de la genèse et de
l'évolution de la syphilis ? Je n'exigerai pas qu'on me montre
nettement le ferment animé de la syphilis ; on croirait me
satisfaire en me montrant un vibrionien quelconque, sans avoir
souci de prouver que, sans ce vibrion, la contagion syphilitique
est impossible, qu'il forme le ferment animé indispensable et
qu'il n'est pas un microzoaire indifférent ou commun, un habi-

tant de maladies variées, spécifiques ou non. Mais, si ce ferment animé existe, je demanderai ce qu'il devient entre les accidents primitifs et les accidents secondaires de la syphilis, entre ceux-ci et les accidents tertiaires. Un grand nombre d'années peut s'écouler entre les accidents secondaires et les tertiaires, années pendant lesquelles la santé peut être excellente, tout caractère morbide effacé, toute faculté contagieuse éteinte dans les humeurs ; et cependant la syphilis peut reparaître sans infection nouvelle, des accidents formidables vont éclater peut-être! Comment la théorie parasitaire supporte-t-elle ces faits ? Qu'est devenu le parasite dans ce long intervalle de santé parfaite et, s'il a disparu, comment la maladie spécifique peut-elle renaître? Et c'est bien la même maladie à des périodes diverses, car la même médication la guérit ; le mercure et l'iode restent les agents curateurs de ces manifestations dernières de la syphilis comme de celles qui ont précédé.

La syphilis fournit des faits plus significatifs encore, ceux qui se rapportent à la syphilis héréditaire. Voilà un enfant né sain en apparence ; deux ou trois mois après sa naissance, il prend une teinte jaune et sale de la peau de la face, des squames cuivrées sur le pourtour des lèvres, l'aspect ridé et vieilli, et il offre autour de l'anus, vers le scrotum ou les grandes lèvres, des plaques muqueuses plus ou moins profondément ulcérées. Ces accidents secondaires de la syphilis infantile sont contagieux ; comment sont-ils survenus chez cet enfant et quelle contagion les a provoqués? viennent-ils de la mère? Mais comment celle-ci a-t-elle pu transmettre à son enfant, à travers le placenta, les vibrions ou les ferments animés de la syphilis? Le fœtus fait son sang, il ne reçoit pas celui de la mère ; le placenta ne livre aucun passage à des éléments figurés. Toutefois, admettons que le passage de ces éléments soit possible : pourquoi, ceux-ci ayant pénétré dans les humeurs du fœtus, les manifestations syphilitiques ne se produisent-elles qu'après deux, trois ou quatre mois? Il y a plus : l'enfant peut être affecté de la syphilis héréditaire, et la mère être indemne, n'avoir jamais subi aucune atteinte syphilitique ; la syphilis de l'enfant lui arrive du père. Le sang de la mère ne peut plus rien fournir de suspect. Sera-ce donc la cellule sper-

matique fécondante qui se sera chargée du microzoaire spécifique, celui-ci devenant ensuite la souche des microzoaires
dont la pullulation détermine la syphilis? Quelle bizarre hypothèse! qui a vu de tels microzoaires dans le sperme du syphilitique? qui les a vus pénétrer dans l'ovule, pour n'y révéler
leur présence que plusieurs mois après la naissance? Comme,
au contraire, ces faits s'expliquent si l'on rejette toutes ces
suppositions systématiques et ce monde imaginaire de parasites! Le germe se charge de transmettre la syphilis héréditaire, comme il transmet toutes les autres affections hérédi-
taires. L'hérédité peut venir de la mère et imprégner l'ovule
maternel ; elle peut venir du père et imprégner la cellule
fécondante du sperme ; le fait particulier de l'hérédité syphilitique rentre dans les faits généraux de l'hérédité pathologique ;
le parasitisme n'a pas plus à intervenir dans l'une que dans
l'autre. Toutes les hérédités recèlent d'insondables mystères ;
il vaut mieux les avouer que fournir des explications illusoires.

On le voit, sous quelque aspect qu'on l'envisage, la clinique
générale dépose contre la théorie parasitaire des maladies spécifiques. Nous pourrions, à l'appui de cet ordre de preuves,
invoquer celles que nous apporterait la thérapeutique de ces
maladies. Nous montrerions à quelles conséquences systématiques conduit la médication anti-parasitaire, médication
logique des maladies spécifiques considérées comme fermentations animées. Nous pourrions appeler à la barre de l'Académie ce qui s'intitule aujourd'hui la *médecine des ferments*, vantée
dans des prospectus adressés à tous les médecins ou dans des
publications pires que des prospectus. Nous montrerions que
jamais la thérapeutique n'a été plus outragée que dans cette
exaltation sans mesure d'un agent antifermentescible, de
l'anti-ferment universel, avec lequel on prétend triompher de
toutes les maladies spécifiques, fièvre typhoïde ou diphthérie,
choléra ou scarlatine, tuberculose ou cancer. Mais je ne veux
pas insister sur ce spectacle honteux. Je préfère, revenant à la
science, signaler ce fait, que toutes les indications thérapeu-
tiques consacrées par la tradition se confondent dans les
pyrexies spécifiques, et dans la fièvre typhoïde en particulier,
avec les indications propres aux maladies aiguës communes,
tant l'idée parasitaire est vaine ! Il me serait facile de montrer

ensuite que les médicaments dits spécifiques n'agissent pas, comme on pourrait le croire, en neutralisant un principe spécifique, en tuant des parasites ou leurs germes.

Tout cet ordre de preuves s'ajouterait comme une conséquence naturelle aux démonstrations déduites de la clinique. Mais développer tout cela nous entraînerait trop loin, et d'ailleurs on pourrait nous dire : Qu'importent ces preuves ? Vous faites-là des procès de tendances plutôt que vous ne donnez de démonstrations positives ; clinique et thérapeutique ne décident rien dans une question expérimentale. L'agent parasitaire existe-t-il dans les maladies spécifiques ? voilà uniquement le fait à débattre. Tout le reste est de surcroît et demeure un travail inutile. Qu'importe un amas de probabilités qu'un fait brutal va peut-être dissiper comme une poussière sans consistance ? Voyons donc maintenant ce que va dire l'expérimentation. Suivant le jugement qu'elle prononcera, il faudra retenir ou abandonner la pathogénie parasitaire, quels que soient les témoignages cliniques.

Oui, si l'étude expérimentale des agents spécifiques, des virus par exemple, agents contagieux par excellence, venait à nous montrer, comme agent formel et nécessaire de la virulence, un microzoaire ou microphyte déterminé, un vibrion spécial pour chaque virus, comme l'est la bactéridie pour le charbon, nous nous sentirions ébranlés dans nos convictions ; et retrouvant ces microzoaires, soit au point d'inoculation, soit dans les pustules chargées du liquide virulent, soit dans les humeurs, nous aurions de la peine à nous défendre de l'idée que ces microzoaires ou ferments figurés descendent d'un microzoaire primitif, cause vivante de la maladie, et nous ne refuserions pas de considérer la maladie spécifique comme une fermentation pathologique.

Mais nous ne serons pas conduits à cette pénible extrémité de donner un démenti à la clinique sous les suggestions impérieuses d'une expérimentation contraire. Ici comme toujours, lorsqu'on est dans la bonne voie médicale, la clinique prudente et l'expérimentation sévère convergent et, loin de se contredire, affirment les mêmes vérités. Mais, dis-je, il faut que l'expérimentation soit sévère, évite les jugements précipités, marche lentement d'un fait à l'autre, ne soit pas faussement dirigée par une idée préconçue. Une telle expérimentation est rare et elle frappe moins l'opinion publique que l'expérimentation téméraire, affirmant prestement des opinions qui ont contre elles les traditions et les instincts du sens médical. Ces conditions rares d'une expérimentation vraiment scientifique, je les trouve dans les célèbres travaux de M. Pasteur, tant qu'on ne les arrache pas du cercle des fermentations proprement dites, dans lesquelles, jusqu'ici, leur auteur les a maintenus. Je les trouve encore, pour l'ordre pathologique qui est tout différent, dans un admirable travail que le professeur Chauveau a publié en 1871, sous le titre de *Physiologie des maladies virulentes*, travail consacré à la démonstration expérimentale de ce fait, que l'agent de la virulence, dans les virus, ne se trouve jamais être un proto-organisme vrai, un ferment figuré, mais un élément commun et normal de nos tissus et de nos humeurs.

Je ne dissimulerai pas avec quelle satisfaction profonde je lus ce travail à son apparition. Il fournissait, au point de vue expérimental, la démonstration de tout ce que j'avais affirmé au nom de la physiologie et de la clinique générale dans le petit livre que j'avais publié en 1867 sur *la spontanéité et la spécificité dans les maladies*. Je reconnais volontiers la supériorité de la démonstration fournie par notre éminent collègue ; mais celle que j'avais donnée subsistait et prenait à mes yeux une force nouvelle ; et cela d'autant mieux, que M. Chauveau ne cachait pas ses tendances, contraires aux miennes, à admettre que la maladie spécifique ne peut reconnaître comme cause qu'un agent spécifique. Il fournissait cependant lui-même la preuve que cet agent spécifique, à savoir, la granulation corpusculaire, je la nomme d'avance, n'était pas un agent nouveau et générateur, une création propre et féconde, un élément inconnu avant la maladie qui l'émettait, mais était identique à toutes les granulations contenues dans les humeurs ou cellules normales de l'organisme, comme aussi dans les humeurs pathologiques des maladies inflammatoires et communes.

Il me faudrait citer, en outre, le mémoire sobre, précis, plein de faits de M. Chauveau pour montrer avec quelle sûreté de main il abat la théorie parasitaire de la maladie virulente, et cela dans les espèces où cette théorie semblait rencontrer les conditions les plus favorables, la variole, la vaccine, la clavelée, la morve, la peste bovine. Je me bornerai à rappeler les étapes principales et les conclusions de ces laborieuses recherches, renvoyant à l'œuvre de M. Chauveau ceux qui voudraient de plus abondantes lumières.

M. Chauveau commence par établir ce fait, toujours vrai dans l'étude des lésions, c'est qu'il faut les étudier suivant leur genèse et leur développement. « La détermination, dit-il, des éléments figurés qui entrent dans la composition des humeurs virulentes doit être poursuivie concurremment avec l'étude de la genèse et du développement des lésions dans lesquelles se forment ces humeurs. Tenez-vous pour assurés qu'on court les plus grandes chances d'erreur quand on se borne à prendre une humeur virulente *toute formée* pour en étudier la composition microscopique. » Que d'erreurs expérimentales, en effet, ont été commises pour avoir méconnu cette vérité, que M. Chauveau formule avec un instinct physiologique si profond ! Que d'éléments figurés viennent se surajouter à l'humeur virulente achevée et déjà vieille, et qui n'entrent pas dans son essence première !

M. Chauveau établit ensuite une proposition qui se rattache à la précédente, c'est « qu'il n'y a de compte à tenir que des éléments constants des humeurs virulifères dans la détermination des agents corpusculaires qui donnent à ces humeurs leurs qualités spécifiques ». Cette proposition, évidente en soi quoique souvent méconnue, est suivie de cette autre qui se relie intimement à la susdite : « S'il existe des proto-organismes ferments dans les humeurs spécifiques des vraies maladies virulentes, ce n'est que d'une manière tout à fait accidentelle. On ne saurait donc considérer ces proto-organismes comme les éléments virulifères. » Cette proposition est capitale, et si les expérimentateurs avaient pu se mettre en garde contre les apparitions accidentelles et secondaires des ferments figurés, micrococcus ou bactéries, dans les humeurs normales ou pathologiques de l'organisme, ils n'auraient pas vu dans ces proto-organismes la cause de telle ou telle maladie spécifique, de la fièvre typhoïde en particulier. On trouve de ces proto-organismes dans toute humeur organique sortie depuis

quelque temps de ses vaisseaux ; on les trouve, comme le dit
M. Chauveau, « dans des préparations faites avec la lymphe
fraîchement recueillie, même quand elles sont parfaitement
lutées, si on ne les examine qu'au bout de quelques jours,
ou même parfois de quelques heures ». Et ces faits ne sur-
prendront pas M. Pasteur qui a si bien démontré combien
de prétendues générations spontanées n'étaient dues qu'à de
pareils vices d'expérimentation.

En suivant de loin la trame des démonstrations de M. Chauveau, j'arrive aux propositions suivantes : «Les seules particules
figurées qui existent d'une manière constante dans les humeurs virulentes sont les éléments cellulaires et granuliformes
tels qu'on les trouve dans toutes les humeurs pathologiques ou
même dans certaines humeurs normales. C'est donc nécessairement parmi ces éléments que doivent être cherchés les éléments actifs de la virulence. »

Éléments cellulaires et granuliformes : le choix est réduit à
ces deux éléments, entre lesquels il faut décider quel est l'élément propre de la virulence. M. Chauveau tranche la question
par l'expérience et conclut ainsi : « Pour qu'une humeur soit
en pleine possession de son activité spécifique, il n'est pas
nécessaire qu'elle contienne d'autres éléments figurés que les
fines granulations moléculaires. On peut, en effet, enlever à
une humeur tous les autres éléments corpusculaires, sans
troubler ni atténuer en rien ses propriétés virulentes. »

Le granulation des humeurs virulentes, à laquelle est attachée la virulence de ces humeurs, se rencontre identique dans
les diverses humeurs virulentes, dans les différentes humeurs
pathologiques, dans le pus inflammatoire en particulier, dans
les humeurs normales, dans les éléments cellulaires de nos
tissus et de nos organes. C'est la granulation commune partout répandue et partout active. Comment donc reconnaître
une humeur virulente, comment la discerner en elle-même et
par une vue distincte ? Je le disais dans mon étude sur *la spontanéité et la spécificité* : « Les humeurs qui contiennent des
virus ne diffèrent en rien, au point de vue chimique, des humeurs analogues non virulentes. La sérosité du chancre virulent est entièrement semblable à celle du chancre mou et non
infectant. Le pus de la pustule variolique est identique au pus

des pustules d'ecthyma ou autres qui apparaissent à la surface
de la peau. Le sang du syphilitique, qui est susceptible de
transmettre la syphilis, offre la même constitution chimique
que le sang de tout autre individu. Le virus latent au sein de
ces diverses humeurs y est insaisissable; il y est, et rien ne le
décèle tant que sa nature ne s'est pas dévoilée par la réaction
vivante de l'organisme qui l'approche. Croire que l'on voit et
que l'on tient le virus n'est qu'une illusion; son ombre même
nous échappe; le plus puissant microscope ne saurait en discerner une douteuse image. »

C'est peut-être ce passage qui a fait dire à M. Gueneau de
Mussy que j'affirmais que le caractère essentiel des virus est
d'être liquides et sans éléments figurés. Je ne prétendais nullement émettre une telle affirmation; cette question ne m'a pas
occupé, n'étant pas apte à la trancher; je voulais seulement
dire que rien ne permettait de reconnaître en soi une humeur
virulente et je n'ai pas à modifier cette assertion. M. Chauveau a complété la démonstration en prouvant que l'élément
figuré des virus, la granulation corpusculaire, ne se distinguait
en rien des granulations qui abondent dans toutes les humeurs
normales et pathologiques.

Considérez maintenant, messieurs, ce qu'est au fond l'élément figuré de nos tissus et de nos humeurs auquel est attachée la virulence dans les maladies virulentes. Ce n'est pas
l'élément d'une vie fonctionnelle spécialisée; ce n'est pas la
cellule d'un tissu particulier, tissu conjonctif, tissu nerveux,
tissu des glandes ou glandules destinées à une fonction de sécré-
tion ou d'excrétion; ce ne sont pas les cellules de nos humeurs, leucocytes ou globules sanguins, organules achevés,
destinés également à une fonction déterminée, celle d'aller
porter l'aliment oxygéné à tous les autres éléments figurés et
organisés : non. L'élément auquel s'attache la spécificité morbide, dans la grande classe des maladies contagieuses, c'est
l'élément figuré le plus ténu et le plus élémentaire, celui dont
l'organisation est la plus cachée, sinon la plus développée,
celui qui est l'élément commun par excellence; car il entre
dans la constitution de tous les tissus, de toutes les humeurs,
de tous les autres éléments figurés et spécialisés. C'est cet élément à fonction primordiale et mystérieuse que M. Béchamp

appelle microzyma, qui, partout présent, partout agit, portant peut-être partout l'animation, excitant et entretenant la vie, réalisant au sein de tous les tissus la fonction fondamentale sur laquelle reposent toutes les autres fonctions. La granulation corpusculaire, c'est l'ouvrier véritable, obscur et puissant de la vie commune; celui qui nous fait par une action silencieuse, lente, mais continue; qui pénètre et vit dans chacune de nos cellules; qui dirige peut-être l'évolution de chaque cellule, et qui, la dirigeant, dirige par cela même l'organisme entier. Tel est l'élément qui s'imprègne de la spécificité morbide et la peut communiquer à d'autres organismes sains. Devra-t-on s'étonner ensuite que, dans la maladie spécifique, la spécificité ait partout pénétré; que la contagion s'échappe de toutes les humeurs, de tous les tissus du malade; que l'air qu'il aspire, que les excrétions qu'il rend, que la vapeur qui s'élève de la surface extérieure de son corps, soient chargés de contages? Cela n'est-il pas la conséquence forcée de la détermination spécifique sur la granulation corpusculaire, le plus fin, le plus répandu de tous les éléments figurés dont le nombre est infini, et qui, étant partout, émerge de partout.

Je m'arrête, car ces considérations de physiologie et de pathologie générales m'entraîneraient trop loin. Je reviens à M. Chauveau qui, arrivé à ce terme si patiemment poursuivi par lui de la détermination de l'élément virulent, mesure la portée de ses recherches et leur importance quant à la pathogénie des maladies spécifiques. Il comprend qu'il vient de transformer du coup toute cette pathogénie et d'en chasser sans retour l'idée parasitaire; il résume ainsi cette transformation : « Nous restons donc maintenant en présence des résultats de l'étude par laquelle nous avons pris, par anticipation, une idée sommaire du mode de développement des granules virulents. D'après cette étude, ces granules ne sauraient être considérés, à aucun titre, comme des êtres animés. Ce sont de simples éléments anatomiques, à peine même des éléments anatomiques. Il n'y a pas de raison pour les considérer d'une autre manière que les éléments analogues qui appartiennent aux lésions inflammatoires pures. S'ils diffèrent de ces derniers, ce n'est pas par leur forme ou leurs autres caractères extérieurs, mais par leurs qualités intimes ou leurs

propriétés intimes exclusivement. Tous ces éléments granuliformes ont la même origine. Tous procèdent de la même
source. Tous appartiennent à la matière génératrice qui a été
décrite par les histologistes comme le siége de la prolifération
des éléments anatomiques, dans les néoformations pathologiques aussi bien que dans les tissus ou les liquides normaux de
l'organisme. Rien d'étranger à cette substance mère n'existe
dans les éléments virulents..... Appelez cette substance fondamentale *protoplasma* ou *germinal matter*, voire même *blastème;*
considérez-la comme ayant toujours une forme cellulaire
limitée, ou admettez qu'elle puisse se fragmenter ou s'agglo-
mérer en masses dont les contours et les limites restent indé-
terminés : ce sont là des points sur lesquels il n'est pas nécessaire que nous nous entendions dès maintenant, pour vous
faire accepter la détermination du rôle que l'enchaînement des
faits nous amène à attribuer à cette matière formatrice dans
la théorie de la virulence. »

M. Chauveau devine combien ses recherches sur la *physiologie des maladies virulentes* vont dérouter la foule des patholo-
gistes qui ont adopté si aisément le parasitisme des maladies
spécifiques. Il leur adresse quelques consolations, que je m'em-
presse de lui emprunter : « Cette manière de considérer les
virus heurte trop le courant d'idées dans lequel on s'est ha-
bitué depuis quelque temps à se laisser entraîner, pour qu'elle
ne provoque pas certaines répugnances. Renoncer à considérer les virus comme des parasites, abandonner cette notion,
si claire et si nette, si séduisante surtout, sur la nature des
maladies virulentes, cela paraîtra dur à la phalange, toujours
nombreuse en tous pays, des esprits pressés de jouir, désireux
d'en finir au plus vite, au risque de s'immobiliser dans l'erreur,
avec l'incertitude des questions scientifiques. Que ces esprits
se rassurent et se consolent : ils auront à peine besoin de
changer d'idole. Passer de la dignité d'être animé au rang d'é-
lément anatomique, ce n'est pas beaucoup déchoir, dans le cas
particulier que nous examinons ici. » Soit; l'élément virulent,
devenant simple élément anatomique, ne déchoit pas; il n'y a
de déchéance que celle de la théorie parasitaire et cette
déchéance est un retour à la vérité, à la saine observation
clinique, aux doctrines méconnues de la spontanéité vivante.

Il est un étonnement qui s'empare involontairement de l'esprit en entendant affirmer que l'élément virulent est en tout semblable à un élément normal. Comment cela se peut-il, pensera-t-on, alors que les qualités sont si différentes? Quoi! voilà une granulation douée du terrible pouvoir de provoquer une maladie spécifique, souvent grave et mortelle; et cette granulation, rien, physiquement, ne la distingue de la granulation normale, inerte, impuissante en dehors du tourbillon fonctionnel où elle vit! Comment veut-on que de pareilles assimilations soient acceptées et que la différence des pouvoirs ne réponde pas à une différence de structure et d'organisation? Nous répondions à ces objections dans notre traité *De la spontanéité et de la spécificité*, et notre réponse a été reprise par M. Chauveau, tant, sans doute, elle s'offrait naturellement à l'esprit. En passant par ses mains, elle a acquis une valeur nouvelle; et nous reproduisons volontiers celle de notre éminent collègue, au lieu de nous citer nous-même :

« Sur un autre point, dit M. Chauveau, la réforme des idées contre lesquelles je réagis maintenant sera peut-être tout aussi pénible. Les caractères si nettement tranchés que les éléments virulents présentent, au point de vue de la qualité, reviennent obstinément à l'esprit et suscitent, non moins obstinément, la pensée que ces caractères doivent nécessairement répondre à des différences également tranchées dans la manière d'être de la matière. Non-seulement on n'est pas porté naturellement à admettre que la matière virulente ressemble à la matière inflammatoire ou à une matière normale, mais on se raidit même contre là nécessité d'admettre l'identité des caractères objectifs dans les diverses substances virulentes. Il faut cependant en prendre son parti : l'élément virulent, c'est du protoplasma granuleux, fragmenté ou réuni en masse, partout identique avec lui-même..... Du reste, l'identité des caractères objectifs ou matériels, dans des substances ou des organules absolument différents par leurs propriétés, est un fait bien commun dans l'organisme. Que d'exemples j'aurais à vous citer! Le plus remarquable est celui de l'ovule, la cellule fondamentale. Si vous aviez à choisir, dans une collection d'ovules de mammifères, celui auquel est dévolue la noble destinée de devenir le roi du règne animal, vous vous trouveriez singulièrement embarrassés. Oui, l'œuf humain, le germe de l'homme est absolument semblable à la plupart de ceux qui donnent naissance à ses subordonnés. Étonnez-vous si le germe de la variole ne se distingue pas de celui de la morve ou de la syphilis! Un autre exemple non moins remarquable nous est fourni par les cellules qui forment les premiers linéaments du corps de l'embryon. En quoi diffèrent-elles entre elles? Et cependant vous les verrez se transformer en éléments anatomiques bien différents les uns des autres. »

Les réflexions précédentes, si justes qu'elles soient, ne donnent pourtant pas encore une idée exacte de la nature et de l'action du germe morbide. Qu'est-ce, en réalité, qu'un germe morbide? Il faut le définir avec plus de précision qu'on ne l'a fait jusqu'ici, la chose en vaut la peine ; il faut surtout marquer la distance infinie qui sépare de tels germes, ou, pour mieux dire, de telles représentations d'un germe, d'avec les germes vrais et ferments figurés possédant une existence formelle et indépendante, et même d'avec les éléments histologiques de nos tissus et de nos organes. Il faut le déclarer nettement, le produit spécifique ou germe morbide ne relève d'aucune génération spontanée, car il n'est pas fourni par une génération formelle et ne s'élève jamais à l'être réel et distinct. Les germes réels vivent et se développent par eux-mêmes, par leur propre activité, alors qu'ils rencontrent des conditions de milieu favorables. Nul germe morbide ne possède ce pouvoir caractéristique de l'être et que lui supposent les théories parasitaires. Le produit représente la force productrice et ne peut la dépasser. Les vrais germes représentent des êtres vivants parce qu'ils ont pour cause génératrice la vie. L'effet trouve dans la vie sa cause équivalente. Mais un produit spécifique, virus ou miasme, ne saurait représenter au delà de la maladie qui le crée, laquelle n'est pas un être substantiel, mais un simple mode anormal et temporaire de l'être. Émané d'un mode, le produit spécifique ne peut exister que comme mode ; il ne saurait posséder les facultés de l'être, vivre, se développer, se reproduire de lui-même et par lui-même.

Nous voilà donc en face d'un germe, représentation virtuelle, non d'un être, mais d'un mode ; germe, d'un nouveau genre, destiné à rester sans analogue dans l'ensemble des faits scien-

tifiques. Rien, en effet, dans les sciences physiques et biolo-
giques, ne donne l'idée, même éloignée, ni d'un tel agent
reproducteur, ni de cette sorte de reproduction. C'est un fait
absolument distinct, séparé de tout autre par des abîmes, et
qui seul suffirait à fixer l'autonomie de l'ordre pathologique
tout entier. La faculté génératrice, telle que nous la connaissons en physiologie, est directe et sert à l'être qui la possède ;
c'est cet être qui se reproduit. Le pouvoir générateur du germe
spécifique est indirect et ce germe ne le possède pas pour lui-
même. A vrai dire, le germe spécifique ne reproduit rien et
n'engendre rien ; sa propre substance ne passe dans aucun
produit émané de lui. Son pouvoir singulier s'emploie à solli-
citer, à exciter, avec une énergie variable, la reproduction
d'un mode vital déterminé, reproduction qui appartient essentiellement à l'être vivant, seul créateur des modes morbides
qui l'affectent, spécifiques ou non. Que le parasitisme est loin
de nous !

Quel étonnant spectacle, messieurs, et combien il confond
l'esprit ! La génération des êtres est certainement, pour le physiologiste, la plus émouvante merveille qu'il puisse contem-
pler ; la génération des germes spécifiques fournit au pathologiste un sujet plus merveilleux peut-être de méditation. Car
le germe spécifique ne traduit pas l'existence concrète qui
l'émet, mais un mouvement temporaire, un mode anormal de
cette existence. La spécificité et les produits spécifiques sont
la faculté génératrice et ses œuvres transportées en pathologie ;
or, dans le domaine pathologique, tout se transforme et tout
passe de l'être au mode, du type concret et permanent au type
abstrait et temporaire, du but final de l'être au but accidentel
des mouvements morbides. Les germes spécifiques traduisent,
sous une forme saisissante, cette loi générale de la pathologie.
Quels enseignements inattendus, quelles lueurs projetées sur
la constitution même de la maladie, sur le rang et la valeur
propre de l'entité nosologique !

Tel est le germe morbide. Si l'on veut bien réfléchir à cet
ensemble de notions, on verra combien elles concordent avec
les données étiologiques que nous avons présentées dans un
premier discours ; combien elles sont souples et admettent
tous les faits, si divers qu'ils soient ; combien elles consacrent

la doctrine nécessaire de la spontanéité morbide, ne séparant pas, sous ce rapport, les maladies spécifiques des maladies communes, ni à plus forte raison les maladies spécifiques dites spontanées ou nées de causes communes, des maladies spécifiques dites provoquées ou nées de causes spécifiques. Une doctrine supérieure relie tous ces modes morbides, si éloignés qu'ils paraissent les uns des autres. L'unité rentre dans la pathologie, et nous ne formons plus, à l'aide de l'arbitraire, des catégories tranchées et absolues qu'aucun lien n'unit, que tout sépare les unes des autres, comme si elles ne faisaient pas partie d'un même tout. Effaçons de nos grandes pyrexies ces théories parasitaires qui les déshonorent, qui les retranchent en quelque sorte de l'autonomie médicale, pour les ranger dans une chimérique histoire naturelle, où l'étude de parasites imaginaires devrait remplacer l'étude de l'activité morbide, de ses préparations variées et obscures, des symptômes et des lésions qui la traduisent à la fois dans son unité et dans sa multiplicité, de son évolution propre, de ses crises et de ses jugements prévus ou imprévus. Préservons surtout de l'invasion de ces théories, inspirées par le souffle du jour plus que par les progrès d'une science sévère, la grande pyrexie de nos climats, la fièvre typhoïde, qui forme le fond de notre pyrétologie, qui nous en révèle toutes les formes saillantes, qui nous apprend à juger ce qu'est une fièvre. N'allons pas en faire une maladie parasitaire, à l'encontre de la tradition médicale et des enseignements cliniques que chaque jour nous apporte.

Ce double exposé étiologique et pathogénique a été bien long, messieurs, et cependant je l'ai écourté sur bien des points. Je vous demande la permission de résumer en quelques mots les points essentiels qui en ressortent.

La cause occasionnelle des maladies spécifiques, et de la fièvre typhoïde en particulier, peut appartenir à des faits d'ordre commun et à des faits d'ordre spécifique ; elle peut même faire défaut. Le caractère propre et nosologique des maladies spécifiques ne saurait donc, en général, être fourni par la cause extérieure et occasionnelle de ces maladies. La maladie spécifique a pour caractère et pour cause essentielles une conception et une génération morbide spécifique au sein de l'activité vivante. Cette génération morbide spécifique a pour représentant un produit spécifique, aboutissant et réalisation de la spécificité morbide. Ce produit spécifique n'est pas un élément figuré distinct ; dans les maladies virulentes, il s'identifie avec les granulations corpusculaires normales observées dans les humeurs saines ou pathologiques et dans les éléments histologiques de nos tissus. Il est probable que, dans les maladies spécifiques non virulentes, ces mêmes granulations restent le représentant de la spécificité. Rien ne décèle le pouvoir morbide de ces granulations que l'approche d'un organisme sain, chez qui elles provoquent la maladie spécifique qu'elles représentent d'une manière latente. On peut donc logiquement réduire en un tous les caractères essentiels de la maladie spécifique, et nous arrivons ainsi à cette définition : *La maladie spécifique, quelles que soient ses causes occasionnelles, est celle qui se manifeste et se juge par la création et l'émission de produits spécifiques, c'est-à-dire capables de transmettre à un organisme sain la maladie dont ils sont le signe et le produit.*

Cette définition, nous l'avions déjà donnée dans notre travail sur la spontanéité et la spécificité ; nous ne pensons pas qu'on puisse en fournir une plus exacte. Elle substitue le fait constant et vrai au fait aléatoire ou erroné, énoncé dans la définition vulgaire qui attribue la spécificité à une cause spécifique nécessaire. Cette dernière notion a pour elle sa logique superficielle, sa forme rationnelle apparente ; ce sont là, j'en conviens, de grandes raisons de durée. Je ne désespère pas, cependant, de voir la lumière se faire sur ce sujet ; il y faut le temps ; l'erreur vient vite, s'établit aisément et est lente à disparaître. Il en est ainsi, surtout dans la science de l'homme vivant et malade, qui doit en appeler à toutes les sciences, mais que, trop souvent, les sciences appelées à l'aide tendent à envahir et à subjuguer, substituant ainsi la condition des phénomènes à leurs causes, les fictions analogiques au caractère autonome et vrai.

J'ai déjà assisté à une mémorable discussion très-analogue à celle qui occupe l'Académie en ce moment ; il s'agissait de la fièvre traumatique et de l'infection purulente. Ici encore on voulait tout soumettre à un poison formé dans la plaie ou à des germes infectieux flottant dans l'air. Tout cela s'englobait sous le nom élastique et vague de septicémie. Le poison propre à toute plaie, la sepsine, qu'avait adopté mon éminent collègue, M. Verneuil, est à peu près oublié; les résorptions putrides et les germes flottants dans l'air règnent encore sous une forme indéterminée, et les chirurgiens croient se défendre contre eux par les pansements ouatés ou antiseptiques; et ces pansements sont, en effet, excellents, mais agissent autrement qu'on ne le pense. On prétend réduire ainsi toute l'étiologie de l'infection purulente à ce seul fait, et sa pathogénie reste soumise aux théories parasitaires. A côté de la contagion possible dans ces cas, comme dans la fièvre typhoïde, on ne veut pas admettre franchement la spontanéité du mal; et cette contagion, on l'attribue à un parasite animé, et non à ces granulations élémentaires que tout blessé, quel qu'il soit, répand innombrables dans chaque goutte de pus. On ne veut pas voir que le blessé est l'agent producteur et premier de l'état spécifique dans lequel il tombe, et que si la contagion l'atteint, c'est que, le plus souvent, il s'y est préparé au point de l'appeler de partout, et même de la réaliser spontanément. Un jour viendra où toute cette absolue panspermie pathologique fera place à une plus sévère appréciation des choses, et où l'on songera à étudier sérieusement les conditions organiques générales du blessé; et l'on trouvera alors, dans ces conditions, la cause première et pathogénique des fièvres traumatiques. Je ne désespère pas de voir M. Verneuil entrer lui-même dans cette voie, lui qui, dans une série de belles études dont la pathologie générale tirera profit, étudie magistralement l'influence des grandes diathèses sur les accidents traumatiques. Pourquoi, en retour, n'étudierait-il pas l'influence des accidents traumatiques et du travail de suppuration sur l'état général du blessé, et pourquoi refuserait-il de trouver, dans cette influence, l'une des causes majeures des grandes fièvres traumatiques? Son esprit alerte et chercheur y viendra peut-être.

Les efforts que je fis dans la discussion que je viens de rappeler, je les reproduis aujourd'hui au sujet de l'étiologie et de la pathogénie de la fièvre typhoïde. Ici encore je fais appel à la spontanéité méconnue de l'organisme vivant, maître de ses déterminations pathologiques, alors même qu'elles sont sollicitées par un agent spécifique et contagieux. C'est cette spontanéité qui domine toute l'étiologie et toute la pathogénie de la fièvre typhoïde; en dehors d'elle, tout tourne à l'erreur; et, dans ce virement, il n'en est pas de plus éloigné des réalités que celui qui donne pour unique cause à la fièvre typhoïde la contagion ou le poison typhoïde, comme disent quelques médecins, et pour unique pathogénie la théorie parasitaire. Celle-ci est la chute complète de la vérité médicale. A mon sens, on ne saurait tomber plus bas.

La vérité ne fournit pas seulement le spectacle réel des choses; elle prémunit contre les illusions ambitieuses et les vaines espérances. L'erreur porte de soi vers celles-ci et tend à nous attribuer des pouvoirs qui nous feront toujours défaut. L'étiologie et la théorie parasitaires de la fièvre typhoïde poussent à l'idée que l'on pourra, un jour, supprimer de la pathologie la fièvre typhoïde et l'ensemble des maladies spécifiques. C'est la pensée qu'exprime le docteur Budd, en un langage plus emphatique que précis, et auquel M. Gueneau de Mussy applaudit trop aisément. J'emprunte au livre de mon savant collègue l'expression des opinions du docteur Budd : « L'homme qui subjugue pour les faire servir à son usage les forces les plus titaniques de l'univers, pourrait-il rester à la merci de ces ignobles choses? C'est une antithèse trop violente pour être permanente. La soumission des puissances de la nature à notre volonté m'a toujours paru impliquer, comme conséquence et complément, l'espoir d'arriver à mettre sous nos pieds les fléaux naturels. »

L'utopie est séductrice et flatte notre orgueil; mais elle est ou malsaine ou indigne de la science. Si la fièvre typhoïde relève de lésions parasitaires, on peut en effet nourrir le vague espoir de débarrasser l'humanité de ces ignobles choses, pour employer le langage du médecin anglais. J'ignore comment on pourrait le faire, mais théoriquement cela ne serait pas impossible. Si, au contraire, la fièvre typhoïde sort de notre spontanéité vivante, si nous l'engendrons en nous-mêmes et de notre sang, si elle surgit de toutes les conditions sociales et nécessaires qui nous enveloppent, nous nous bercerions de chimères en pensant qu'elle disparaîtra d'au milieu de nous. De toutes les maladies spécifiques, elle semble la plus naturelle, la plus attachée à notre chair organique, le produit inéluctable de la civilisation; elle ne sera pas déracinée d'entre nous. Nous pouvons, comme le dit le docteur Budd, diriger les forces titaniques du monde physique, cela est vrai ; en quoi cela implique-t-il que nous deviendrons les maîtres de ces fléaux naturels qui sont comme une forme obligée des perversions de la vie humaine ? La fièvre typhoïde vient en nous de mille sources ; notre milieu social et nous-mêmes nous concourons incessamment à sa génération ; c'est de l'utopie et de la déclamation de croire et de dire que nous pourrons l'étouffer un jour.

www.ingramcontent.com/pod-product-compliance
Ingram Content Group UK Ltd.
Pitfield, Milton Keynes, MK11 3LW, UK
UKHW020953140726
13695UKWH00003B/1386

9 782016 175989